Optimierte Arzneimitteltherapie

Herausgeber:
Monika Schäfer-Korting

Springer-Verlag Berlin Heidelberg GmbH

Nanna Schürer   Thomas Ruzicka

Ekzeme

Mit 26 Abbildungen und 27 Tabellen

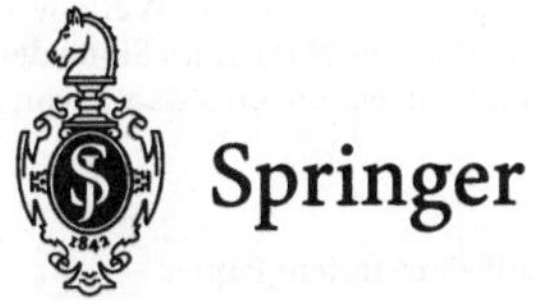

Professor Dr. Monika Schäfer-Korting
FB Pharmazie-Institut Pharm. II
Pharmakologie und Toxikologie
Freie Universität Berlin
Königin-Luise-Straße 2+4
14195 Berlin

PD Dr. Nanna Schürer
Judenbühlweg 28
97082 Würzburg

Professor Dr. Dr. h.c. Thomas Ruzicka
Heinrich-Heine-Universität
Medizinische Einrichtungen
Hautklinik
Moorenstraße 5
40225 Düsseldorf

ISBN 978-3-540-63952-7

Die Deutsche Bibliothek - CIP-Einheitsaufnahme
Ekzeme / N. Schürer; T. Ruzicka. - Berlin; Heidelberg; New York; Barcelona; Hongkong; London; Mailand; Paris; Singapur; Tokio: Springer, 1999
(Optimierte Arzneimitteltherapie)
ISBN 978-3-540-63952-7 ISBN 978-3-642-58566-1 (eBook)
DOI 10.1007/978-3-642-58566-1

Umschlaggestaltung: de'blik, Berlin
SPIN: 10568709 14/3133 - 5 4 3 2 1 0 - Gedruckt auf säurefreiem Papier

Inhalt

1 Medizinische Grundlagen

1.1 Anatomie und Physiologie der Haut

Die Haut besteht von außen nach innen aus Epidermis (Oberhaut), Dermis (Lederhaut) und Subkutis (Unterhautfettgewebe). Die Funktion des etwa 1,5–2 m^2 großen und 3,5 kg schweren Hautorgans besteht darin, einen mechanischen, chemischen und immunologischen Schutz gegenüber der Umwelt zu bilden (Abb. 1).

Die Epidermis besteht im wesentlichen aus Keratinozyten, zwischen denen Melanozyten, Langerhanszellen, Merkelzellen und vereinzelt T-Lymphozyten vorkommen. An der Oberfläche der Epidermis findet ein unmerkliches Abschuppen einzelner Korneozyten (Desquamatio insensibilis) statt, so daß eine dauernde Regeneration der Epidermis notwendig ist. Diese ist durch die Proliferation der Keratinozyten bedingt, die mit einer Differenzierung dieser Zellen von der untersten Schicht (Stratum basale) zur obersten Schicht (Stratum corneum) der Epidermis einhergeht (Abb. 2). Dieser Zyklus dauert etwa 14 Tage. So werden aus Keratinozyten kernlose Korneozyten, die ein wesentlicher Bestandteil des Stratum corneum (der Hornschicht) sind. Bis es zu einer Desquamatio insensibilis kommt, vergehen normalerweise weitere 14 Tage.

Die Hauptaufgabe der Epidermis besteht darin, den Organismus vor der Austrocknung zu schützen und die uneingeschränkte Penetration von Fremdstoffen zu verhindern. Diese Funktion wird von dem Stratum corneum übernommen, das aus Korneozyten und interzellulär gelagerten, für die Epidermis spezifischen Lipiden besteht. Der Aufbau der Hornschicht wird mit dem einer Backsteinmauer verglichen (Abb. 3).

Die Melanozyten schützen den Körper vor der UV-Strahlung. Diese Zellen synthetisieren Melanin, das intrazellulär in sogenannten

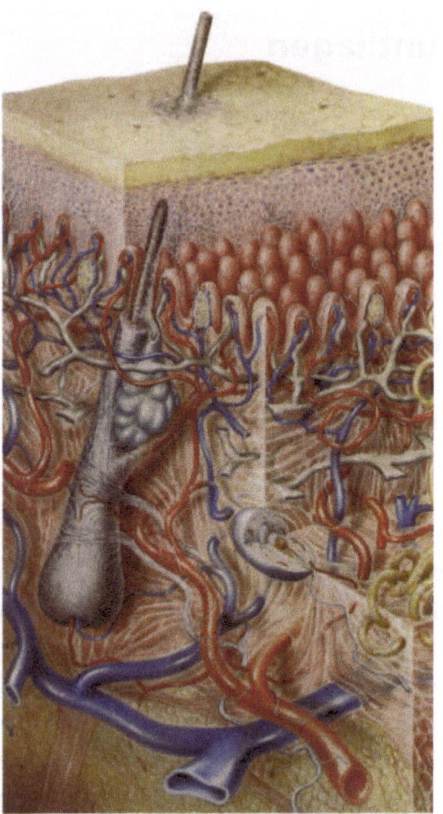

Abb. 1. Schematische Abbildung der Haut (Epidermis, Dermis, Subkutis). Bild entnommen aus: Elementa dermatologica. Bildatlas zur Morphologie und Pathophysiologie der Haut (Christophers et. al. 1987)

Melanosomen gespeichert wird. Jeder einzelne Melanozyt steht über lange, verzweigte Dendriten mit einer Gruppe basaler Keratinozyten in Verbindung. Bei der weißen Rasse finden sich intrazellulär gruppierte Komplexe kleiner Melanosomen. Bei den dunklen Rassen liegt keine Vermehrung der Melanozyten vor, sondern eine gesteigerte Aktivität besonders großer Melanosomen, die sich im Zytoplasma der Keratinozyten verteilen. Abgesehen von dieser genetischen Determination wird die Pigmentierung von der UV-Bestrahlung (Sofortpigmentierung durch UV-A, verzögerte Pigmentierung durch UV-B) und von hormonellen Einflüssen (z. B. Pigmentvermehrung im Gesicht während und nach der Schwangerschaft) bestimmt.

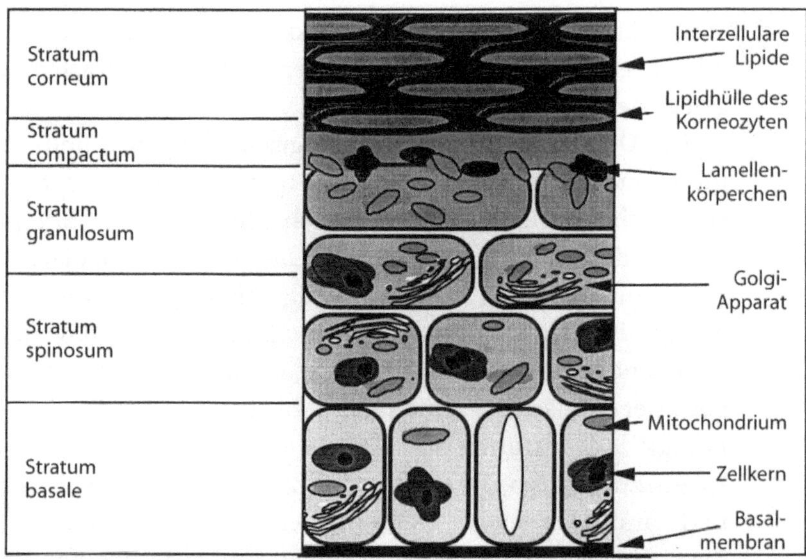

Abb. 2. Schematische Darstellung der Epidermis. An der Grenze zwischen Stratum granulosum und Stratum corneum findet die Exozytose des Inhalts der Lamellenkörperchen in den Interzellulärraum statt

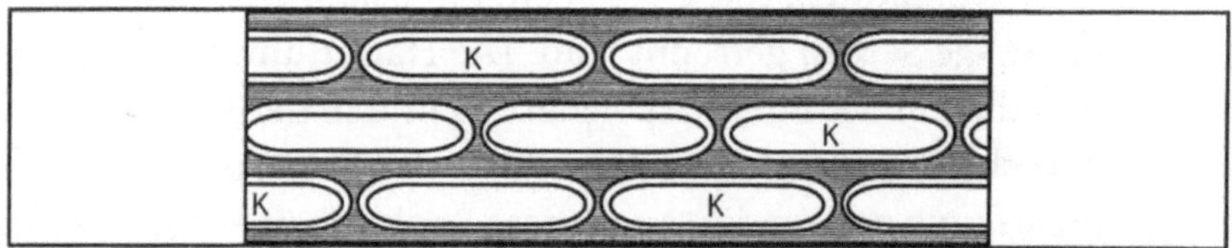

Abb. 3. Schematische Darstellung des Backsteinmauer-Modells der Hornschicht (Elias et al. 1993)

Die Langerhanszellen sind immunologisch relevante Zellen des Hautorgans. Sie weisen, vergleichbar mit den Melanozyten, verzweigte Dendriten auf, wodurch bereits in der Epidermis ein rascher Kontakt mit einem eindringenden Fremdstoff (potentielle Allergene) gewährleistet wird. Die Langerhanszellen nehmen die Allergene auf. Als funktionelle Partner für die weitere Immunreaktion finden sich in der Haut auch vereinzelt T-Lymphozyten. Langerhanszellen und T-Lymphozyten spielen die entscheidende Rolle bei zellvermittelten Immunreaktionen der Haut (Darstellung der Immunreaktion s. 1.3).

Die Merkelzellen finden sich in der Basalzellschicht der Epidermis. Ihre Aufgaben sollen in der Vermittlung von Tastempfindungen bestehen.

Die Dermis hat komplexe biologische Aufgaben und ist zudem für die mechanische Festigkeit der Haut verantwortlich. Sie gliedert sich in ein zell- und gefäßreiches subepidermales Stratum papillare und ein darunter liegendes faserreiches Stratum reticulare. Im Stratum papillare finden sich perivaskulär angeordnete Mastzellen und eine gewisse Anzahl von Lymphozyten. Die Lymphgefäße sind durch feine Bindegewebsfasern in der Umgebung verankert und vermitteln bei interzellulären Ödemen den Abtransport der Flüssigkeit. Die Festigkeit des Stratum reticulare ist durch dicke Bündel kollagener Fasern zu erklären, die in Form eines Scherengitters angeordnet sind und damit eine gewisse Dehnung der Haut gestatten. Um der Haut die erforderliche Elastizität zu geben, sind zwischen den Kollagenfaserbündeln elastische Fasern angeordnet, die die Kollagentextur nach erfolgter Dehnung wieder in ihren ursprünglichen Zustand zurückführen.

Die Subkutis besteht aus Fettgewebsläppchen, die durch bindegewebige Septen getrennt sind. Die Hauptfunktionen der Subkutis bestehen in der Energiespeicherung und in der Wärmeisolation. An manchen Körperstellen, wie z. B. an der Ferse, ist eine mechanische Polsterung notwendig. Auch diese Funktion übernimmt, wenigstens teilweise, die Subkutis.

Tastempfindungen werden nicht nur durch die Merkelzell-Neuriten-Komplexe in der Epidermis vermittelt, sondern auch durch spezifische Nervenendapparate, zu denen auch die Meissnerschen Tastkörperchen in der papillären Dermis, die Vater-Pacinischen Lamellenkörperchen an der Dermis-Subkutis-Grenze und die Nervengeflechte um die Haarfollikel zählen. Schmerz-, Kälte- und Wärmeempfindungen werden durch freie Nervenendigungen vermittelt. Der Juckreiz soll durch Irritation von Schmerzfasern in einem bestimmten räumlichen Muster zustande kommen. Erst kürzlich sind spezialisierte Nervenfasern beschrieben worden, die auch Juckreiz weiterleiten.

1.2 Der Terminus „Ekzem"

Das Ekzem gehört zu den häufigsten Hauterkrankungen. Circa 5–10% der Bevölkerung sind betroffen. Die Inzidenz einiger Ekzemerkrankungen nimmt in den letzten Jahren sogar zu. Somit ist die Diagnose „Ekzem" dem behandelnden Arzt, dem betreuenden Apotheker und dem betroffenen Patienten geläufig. Obwohl die Diagnose „Ekzem" bekannt ist und alle Beteiligten zu wissen meinen, worüber sie sprechen, weist eine zweitausendjährige widersprüchliche Geschichte der Diagnose „Ekzem" auf die Schwierigkeiten hin, diesen Terminus zu definieren.

Im übertragenen Sinne bedeutet der Terminus „Ekzem" aufwallen, aufbrausen – (ekzeo: ich walle auf). Einer der bedeutendsten Dermatologen des 19. Jahrhunderts, P. G. Unna, definierte den Terminus „Ekzem" als „Ekzem ist, was wie ein Ekzem aussieht". Trotz intensiver Bemühungen ist bis heute keine bessere Definition gefunden worden. Deshalb wird von manchen führenden Dermatologen versucht, den Terminus „Ekzem" abzuschaffen und durch den Terminus „Dermatitis" zu ersetzten (Ackermann u. Ragaz 1982). In manchen Lehrbüchern ist die Verwirrung um den Ekzem-Begriff so groß, daß die „Dermatitis" mit dem „Ekzem" gleichgesetzt oder sogar von „Ekzematöser Dermatitis" gesprochen wird. Weder ist die Dermatitis eine Unterform des Ekzems, noch ist das Ekzem eine Unterform der Dermatitis. Weder ist die Dauer der Erkrankung (akut = Dermatitis, chronisch = Ekzem), noch ist das Ausmaß der Erkrankung hilfreich bei dem Versuch, eine der häufigsten Erkrankungen, die zudem in den Medien zum Schlagwort geworden ist, zu definieren (Ring 1996).

Unter dem, „was wie ein Ekzem aussieht", wird klinisch eine nicht-kontagiöse, meist juckende Entzündung der Haut verstanden, die sich mit Erythem, Papeln, Seropapeln, Bläschen, Schuppung, Krusten und bei Chronizität auch mit Lichenifikation manifestiert. Somit steht die Existenz des Ekzems fest, die Definition aber bleibt bis auf weiteres strittig.

Die ätiopathogenetische Unterscheidung zwischen den Ekzemformen und deren Differentialdiagnose stellt dabei keine terminologische Esoterik dar, sondern ist für die Therapie und Prävention der jeweiligen Ekzemform relevant.

1.3 Pathogenese von Ekzemen

Die Pathogenese der Ekzeme ist noch nicht geklärt. Vom heutigen Stand des Wissens ist davon auszugehen, daß Kontaktekzeme entweder durch eine allergische Reaktion des Organismus auf ein Antigen im Sinne einer immunvermittelten Spättypreaktion oder als Folge einer irritativen Dauerbelastung bei bestehender Prädisposition der Haut zu betrachten sind (Schäfer-Korting u. Korting 1992).

Ganz gleich welche Form des Ekzems diskutiert wird, eine zwingende Voraussetzung für die Genese einer ekzematösen Hautveränderung ist die Störung der epidermalen Barriere. Erst wenn bestimmte Fremdstoffe durch die Hornschicht, durch die epidermale Permeabilitätsbarriere, penetriert sind, können sie spezifisch vom Immunsystem des Organismus als Allergen erkannt werden oder unspezifisch eine Kaskade von Entzündungsvorgängen in der Haut auslösen.

Pathogenese des atopischen Ekzems

Die Pathogenese des atopischen Ekzems folgt weder ausschließlich den Gesetzmäßigkeiten eines allergischen noch allein denen eines irritativen Kontaktekzems. Angenommen wird eine genetisch bedingte Reifungsstörung der T-Suppressor-Lymphozyten und ein gestörter Ablauf der humoralen und der zellulären Immunität, der zudem durch den Kontakt mit exogenen Substanzen ausgelöst wird (weitere Angaben zur Pathogenese des atopischen Ekzems s. 1.4.1).

Pathogenese des allergischen Kontaktekzems

Das allergische Kontaktekzem setzt eine spezifische Änderung der Immunitätslage voraus und ist somit eine individuell erworbene spezifische Überempfindlichkeit, die bei der irritativen Form des Ekzems nicht gegeben ist. Diese spezifische Änderung der Immunitätslage findet während der sogenannten Sensibilisierungsphase statt: Der erste Schritt der Sensibilisierung über die Haut besteht in der Aufnahme und chemischer Umwandlung niedermolekularer Substanzen durch die antigenpräsentierenden Langerhanszellen. Die niedermolekularen Substanzen sind meistens Haptene mit einem Molekulargewicht von weniger als 1000 Dalton. Die allergene Potenz einer Substanz läßt sich bisher nur unzureichend aus der chemischen Struktur ableiten. Die Haptene durchdringen eine intakte Hornschichtbarriere, die bei der ekzematösen Haut gegeben ist, leichter als die ungestörte Barriere der nicht erkrankten Haut. Darüber hinaus erleichtern Penetrationsverstärker, die in einigen Grundlagen enthalten sind, die Penetration eines Haptens. Nach Eindringen des Haptens in die Epidermis und ggf. Bildung eines Hapten-carrier-Komplexes (Bindung des Haptens an körpereigene Proteine) erfolgt die Aufnahme in die antigenpräsentierenden Zellen der Haut, die Langerhanszellen. Diese sind im suprabasalen Bereich der Epidermis lokalisiert. In der menschlichen Epidermis finden sich etwa 1500 Langerhanszellen pro mm^2. An Palmae, Plantae, Genitalien und Schleimhäuten ist die Langerhanszelldichte vermindert. In den Langerhanszellen wird der Hapten-carrier-Komplex verstoffwechselt und im endoplasmatischen Retikulum an Moleküle der MHC (major histocompatibility complex)-Klasse-II gebunden.

Die stimulierten Langerhanszellen verlassen die Epidermis, wandern über die Dermis in die Lymphgefäße ein und gelangen so zu den lokalen Lymphknoten. Während dieser Wanderung machen die Langerhanszellen einen Reifungsprozeß durch und erlangen damit die Fähigkeit, das aufgenommene Hapten (Antigen) zusammen mit dem Oberflächenmarker, dem MHC über Klasse-II-Moleküle den naiven T-Lymphozyten anzubieten. Die Langerhanszellen nehmen mit langen, tentakelförmigen Zellfortsätzen Kontakt mit den naiven T-Lymphozyten in den Lymphknoten auf. Erreicht ein naiver CD4+ T-Lymphozyt mit passendem, spezifischem T-Zell-Rezeptor (TZR) diese antigenpräsentierenden Zellen, so reagieren TZR und CD4, das neben dem TZR auf der T-Helferzelle lokalisiert ist, mit dem antigentragenden MHC-Klasse-II-Molekül. Diese Interaktion führt zur T-Zellaktivierung. Die T-Lymphozyten können sich als Effektor- oder als „Memoryzellen" (Gedächtniszellen) weiter entwickeln. Die

Entwicklung der Memoryzellen dauert beim Menschen 7–14 Tage. Diese Memoryzellen rezirkulieren dann im Organismus und besiedeln unter anderem auch die perivaskulären Zonen der papillären Dermis. Der gesamte Vorgang der Sensibilisierung läuft klinisch unbemerkt ab (Gisler 1997).

Bei erneutem Kontakt mit dem Antigen kommt es zu einer Ekzemreaktion im Sinne einer allergischen Spättypreaktion. Das Antigen wird wiederum von den Langerhanszellen aufgenommen. Wenn die Langerhanszelle nun in der papillären Dermis eine entsprechende Memoryzelle trifft, vermag sie diese direkt zu stimulieren. Es kommt nicht nur zur Proliferation der Gedächtniszellen, sondern auch zur Freisetzung von Interleukin 2, das zur monoklonalen Proliferation von T-Helfer-Lymphozyten führt, wodurch der Entzündungsprozeß amplifiziert wird. Die T-Helfer-Lymphozyten attakkieren dann den Fremdstoff, das Antigen, in der Epidermis (Frosch et al. 1996).

Die Funktion der T-Lymphozyten ist bei dem Entzündungsgeschehen der Haut nicht einheitlich. T-Helfer-Lymphozyten greifen über die Beeinflussung anderer Zellen indirekt in das Entzündungsgeschehen ein, während T-Suppressor-Lymphozyten direkt beteiligt sind, indem sie die als fremd erkannten Strukturen attackieren. Darüber hinaus wirken T-Helfer-Lymphozyten stimulierend auf die B-Lymphozyten, während T-Suppressor-Lymphozyten hemmend wirken. Somit ist das zelluläre mit dem humoralen Immunsystem eng verknüpft. Die Keratinozyten beteiligen sich am Entzündungsvorgang durch die Freisetzung von Zytokinen, Leukotrienen und Prostaglandinen. Diese Entzündungsmediatoren aus dem Arachidonsäure-Stoffwechsel wirken vor allem auf die Blutgefäße und Leukozyten. Durch die Stimulation der Mastzellen und des Hautnervensystems kommt es zur Freisetzung von Histamin und zur Vasodilatation, durch die Expression von Leukozyten-Adhäsionsmolekülen auf den Gefäßendothelien zur Ansammlung weiterer Lymphozyten und damit zur Verstärkung der Entzündung im Sinne eines allergischen Kontaktekzems.

Die Zahl der in Betracht kommenden Antigene ist unüberschaubar groß und nimmt ständig zu. Ob ein bestimmtes Individuum auf ein potentielles Antigen mit einem allergischen Kontaktekzem reagiert oder nicht, hängt unter anderem vom Gleichgewicht der T-Helfer- und T-Suppressor-Lymphozyten ab (Roitt 1993).

Pathogenese des kumulativ-toxischen Kontaktekzems
Unspezifische Entzündungsreaktionen der Haut sind dagegen Reaktionen, bei denen die spezifische Änderung der Immunitätslage nicht die Voraussetzung für die Ekzemreaktion ist. Verschiedene Zelltypen sind durch ein Kommunikationsnetz von Entzündungsmediatoren funktionell verknüpft und vermitteln unter einer kumulativ-toxischen Dauerbelastung die Ekzemreaktion. Das Ausmaß einer kumulativ-toxischen Ekzemreaktion hängt nicht nur von der chemischen Struktur, sondern auch von einer Reihe anderer Faktoren ab. So wird das Auftreten des chronisch kumulativ-toxischen Kontaktekzems der Hände im Winter durch Kälte und niedrige Luftfeuchtigkeit gefördert.

Die nur wenig untersuchten Mechanismen des kumulativ-toxischen Ekzems sind vielgestaltig und hängen stark vom Typ des Irritans und des Einwirkungsmodus ab. Eine zentrale Rolle spielen die Produkte des Arachidonsäure-Stoffwechsels (Abb. 4). Die Arachidonsäure ist eine mehrfach ungesättigte, langkettige Fettsäure und ist Bestandteil der Plasmamembran. Viele Zellen, insbesondere die Monozyten und Keratinozyten, setzen Arachidonsäure durch das Enzym Phospholipase A2 frei. Das Enzym Cyclooxygenase wandelt die Arachidonsäure in Prostaglandine um, während die Lipoxygenase aus der Arachidonsäure Hydroxyfettsäuren und Leukotriene synthetisiert. Beide Substanzgruppen spielen bei den Entzündungsvorgängen der Haut und somit bei der Ekzemreaktion eine wichtige Rolle.

Weitere Mediatoren der nicht-spezifischen kutanen Entzündungsreaktionen sind z. B. Bradykinin, der plättchenaktivierende Faktor PAF, die Interleukine und Komplementkomponenten, Histamin und Neuropeptide, wie Substanz P. Angenommen wird auch, daß unspezifische Ekzeme durch eine vermehrte Bildung oder einen verminderten Abbau dieser Mediatoren ausgelöst und unterhalten werden können. Die Rolle von Zytokinen wird z. Z. in der Abgrenzung zum allergischen Kontaktekzem intensiv untersucht: In der Lymphflüssigkeit eines Natriumlaurylsulfat-induzierten Ekzems

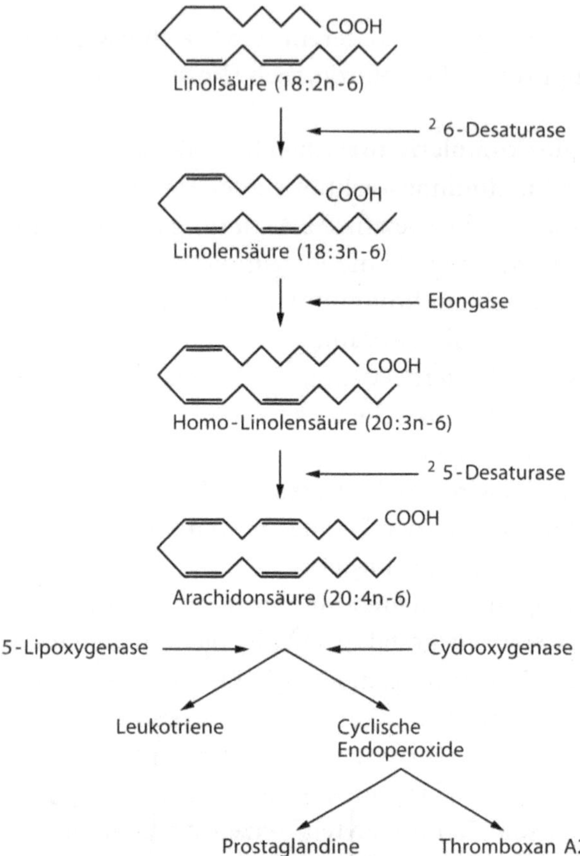

Abb. 4. Arachidonsäure-Stoffwechsel. Die Cyclooxygenase wandelt die Arachidonsäure in Prostaglandine um, während die Lipoxygenase aus der Arachidonsäure Hydroxyfettsäuren und Leukotriene synthetisiert. Beide spielen bei der Ekzemreaktion eine wichtige Rolle

wurde, wie beim allergischen Kontaktekzem, eine Zunahme von Langerhanszellen festgestellt. Außerdem stiegen in Korrelation mit dem klinischen Befund die Konzentrationen der Zytokine IL-6 und TNF-α rasch und stark an, während der Gehalt der Zytokine IL-1β, IL-2 und GM-CSF nur eine leichte und zeitlich verzögerte Erhöhung aufwies. Das kumulativ-toxische Kontaktekzem muß in seinen pathophysiologischen Mechanismen durch Einsatz neuer Techniken intensiv studiert werden (Frosch et al. 1996).

Ein besseres Verständnis der Pathogenese der Ekzemreaktion hat auch therapeutische Konsequenzen. Zahlreiche entzündungshemmende Medikamente greifen in den Arachidonsäure-Stoffwechsel ein: Glukokortikoide hemmen z. B. die Aktivität der Phospolipase A2 und nicht-steroidale Antiphlogistika hemmen die Cyclooxygenase.

Zur Pathogenese des atopischen Ekzems, der ekzematösen Photodermatosen, des seborrhoischen Ekzems und der durch Infektionen bedingten Ekzeme liegen Konzepte vor, die in dem jeweiligen Kapitel abgehandelt werden.

1.4 Klinische Manifestationen von Ekzemen

1.4.1 Atopisches Ekzem

Synonyme: Atopische Dermatitis, Neurodermitis constitutionalis, endogenes Ekzem, Prurigo Besnier

Das atopische Ekzem ist eine chronische oder chronisch-rezidivierende, z. T. schwere Erkrankung, einhergehend mit starkem, die Lebensqualität des Betroffenen erheblich beeinträchtigenden Pruritus. Die „Atopie“ wird heute definiert als polygen vererbte Überempfindlichkeit der Haut und Schleimhaut gegenüber Umweltfaktoren, die mit erhöhter Immunglobulin-E(IgE)-Synthese und/oder veränderter unspezifischer Reaktivität einhergeht. Die Neigung des Atopikers, ubiquitäre Umweltstoffe wie Pollen, Hausstaubmilben oder Nahrungsmittel als Allergene zu erkennen und gegen diese IgE zu bilden, ist ein wichtiges Kennzeichen der atopischen Diathese. Allerdings zeigen etwa 20% der Atopiker normale IgE-Spiegel und keine allergenspezifischen Sensibilisierungen (Ruzicka et al. 1991; Ruzicka u. Wüthrich 1997).

Das Manifestationsalter des atopischen Ekzems liegt im frühen Kindesalter und in der Jugend. Mehr als 80% aller Kranken sind Kinder und Jugendliche. Die Angaben über die Prävalenz des atopischen Ekzems schwanken zwischen 10 und 23% für Kinder und Jugendliche vor der Pubertät und zwischen 0,5 und 1,0% für die

Gesamtbevölkerung. Für die Häufigkeitszunahme des atopischen Ekzems werden das Wohnklima in isolierten Gebäuden der hochentwickelten Industrieländer, welches das Wachstum von Schimmelpilzen und eine höhere Schadstoff-Innenraumkonzentration begünstigt, sowie das verminderte Auftreten von Infektionskrankheiten, wie z. B. intestinalen Wurmerkrankungen, angeschuldigt (Ring 1991). Ein weiterer Erklärungsansatz für die Zunahme der Inzidenz sind veränderte Ernährungsgewohnheiten der entwikkelten Zivilisationsländer.

Neben der ererbten Disposition (atopische Diathese) spielen für die Manifestation, den Verlauf, die Schwere und die Lokalisation der Krankheit exogene Provokationsfaktoren eine entscheidende Rolle. Der Einfluß von Umweltfaktoren zeichnet das atopische Ekzem als eine der häufigsten Umweltdermatosen und wichtigsten Umweltkrankheiten überhaupt aus. Bei der Diskussion um die Zunahme der allergischen Erkrankungen, die in der Öffentlichkeit oft mit der Chemisierung der Umwelt gleichgesetzt wird, ist es von Interesse, festzuhalten, daß die meisten Allergene und Provokationsfaktoren des atopischen Ekzems Naturstoffe darstellen, wie z. B. Hausstaubmilbenkot, Schimmelpilze, Nahrungsmittel oder Pollen.

Klinische Manifestation des atopischen Ekzems

Das atopische Ekzem zeichnet sich durch die typische Ekzemmorphe unterschiedlicher Ausprägung aus. Das Krankheitsbild ist im Kindesalter stärker exsudativ (Abb. 5a), während mit zunehmendem Alter der exsudative Charakter des Ekzems zugunsten trokkener, meist lichenifizierter Formen zurücktritt (Abb. 5b). Nummuläre Herde und Prurigoknötchen sind im Alter häufig. An den Handgelenken kommt es zur ausgeprägten Lichenifikation (Abb. 5c). Hautveränderungen mit ekzematösen, lichenoiden und prurigoartigen Läsionen können auch nebeneinander vorkommen. Bei dem zumeist chronischen Verlauf kann es zu Pigmentverschiebungen mit z. T. ausgedehnten Leuko- bzw. Melanodermien kommen (Abb. 5d). Minimalformen des atopischen Ekzems kommen als umschriebene Veränderungen an den Palmae und Plantae vor, wie z. B. die Pulpitis sicca an den Fingerkuppen (Abb. 5e) und das atopische Fußekzem (Abb. 5f). Die Cheilitis sicca (Abb. 5g), das

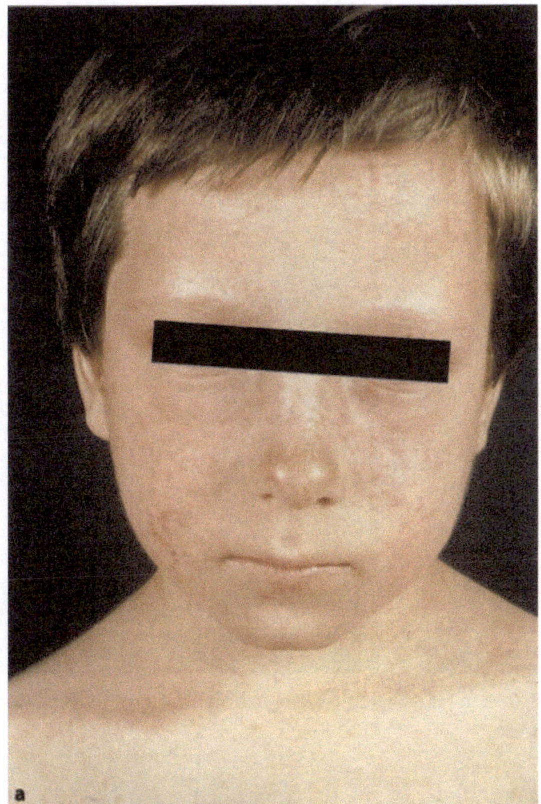

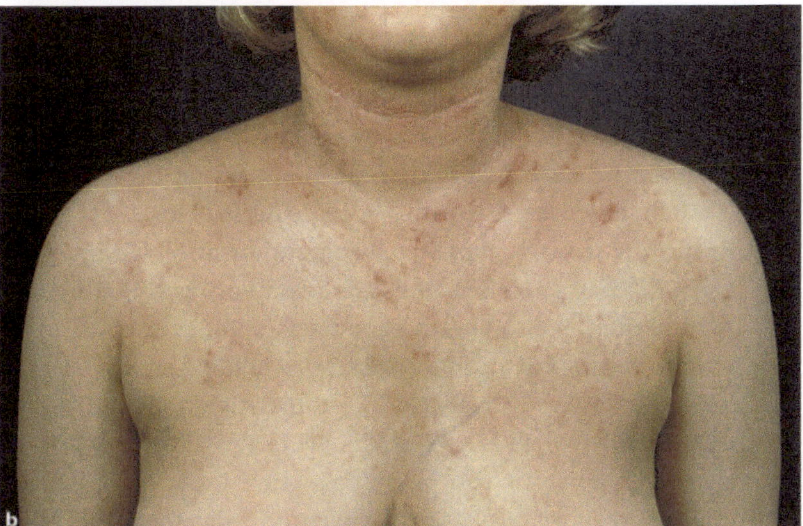

Abb. 5a, b. a Atopisches Ekzem im Kindesalter **b** Atopisches Ekzem des Erwachsenen: ekzematöse, lichenoide und prurigoartige Läsionen kommen nebeneinander vor

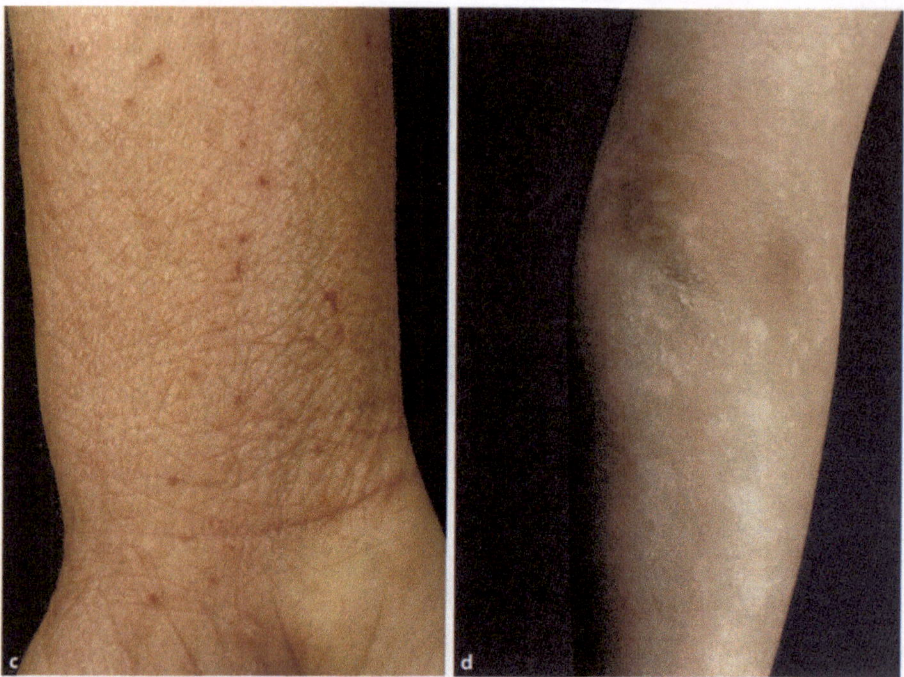

Abb. 5 c, d. **c** Lichenifikationen an den Handgelenken bei Atopie **d** Pigmentverschiebungen mit Pseudoleukoderm bei Atopie

atopische Lidekzem (Abb. 5h), das Ekzem im Genitoanalbereich (Abb. 5i) und im Nacken (Abb. 5j) werden zu den klinischen Varianten des atopischen Ekzems gezählt.

Klinische Komplikationen sind bakterielle Infekte, eine meist durch *Staphylococcus aureus* bedingte Besiedlung der Hautläsionen, bis hin zur klinisch manifesten Impetiginisation (Abb. 6). Die Bakterien können auch über die Induktion von Anti-Staphylokokken-IgE und über ihre Superantigene Ekzeme induzieren.

Eine besondere Variante des atopischen Ekzems, die Head-neck-and-shoulder-Dermatitis (HNS-Dermatitis), wird auf die Präsenz der lipophilen Hefe *Pityrosporum ovale* zurückgeführt und ist einer antimykotischen Behandlung zugänglich (Abb. 7). Der Erreger induziert spezifische IgE-Antikörper und zeigt sowohl im Prick- als auch im Epikutantest positive Reaktionen (Ruzicka u. Wüthrich 1997).

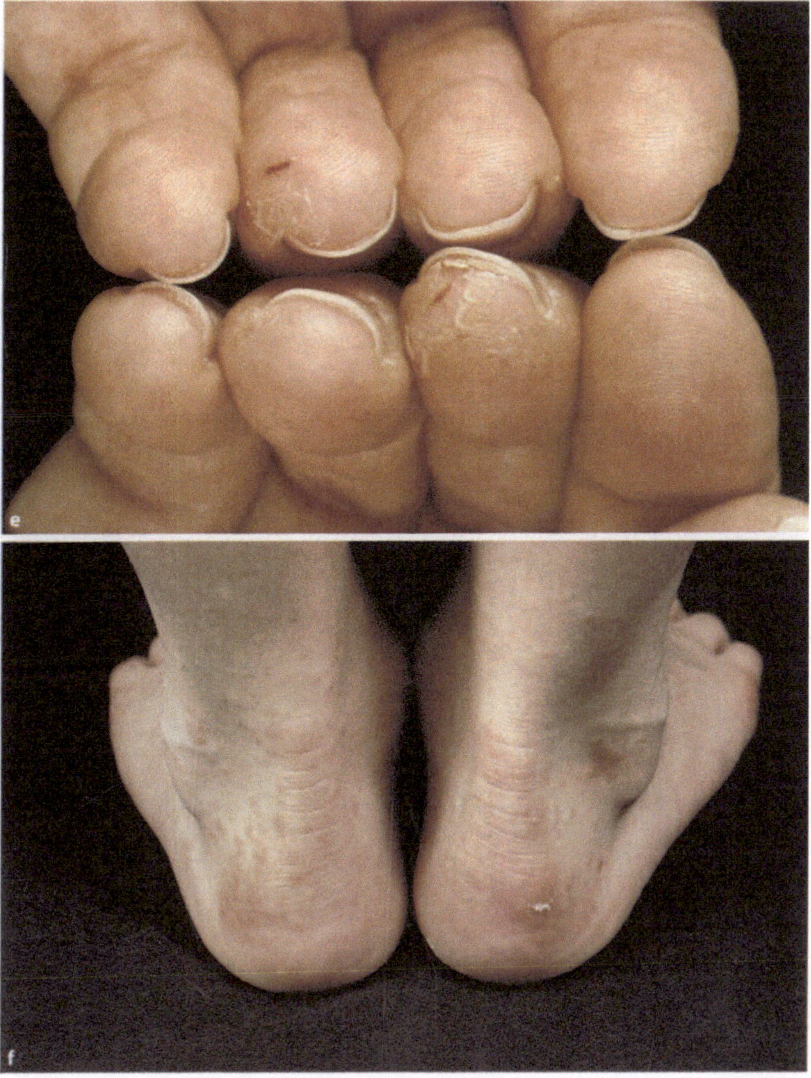

Abb. 5 e, f. e Pulpitis sicca als Minimalform des atopischen Ekzems **f** Atopisches Fußekzem als Minimalform des atopischen Ekzems

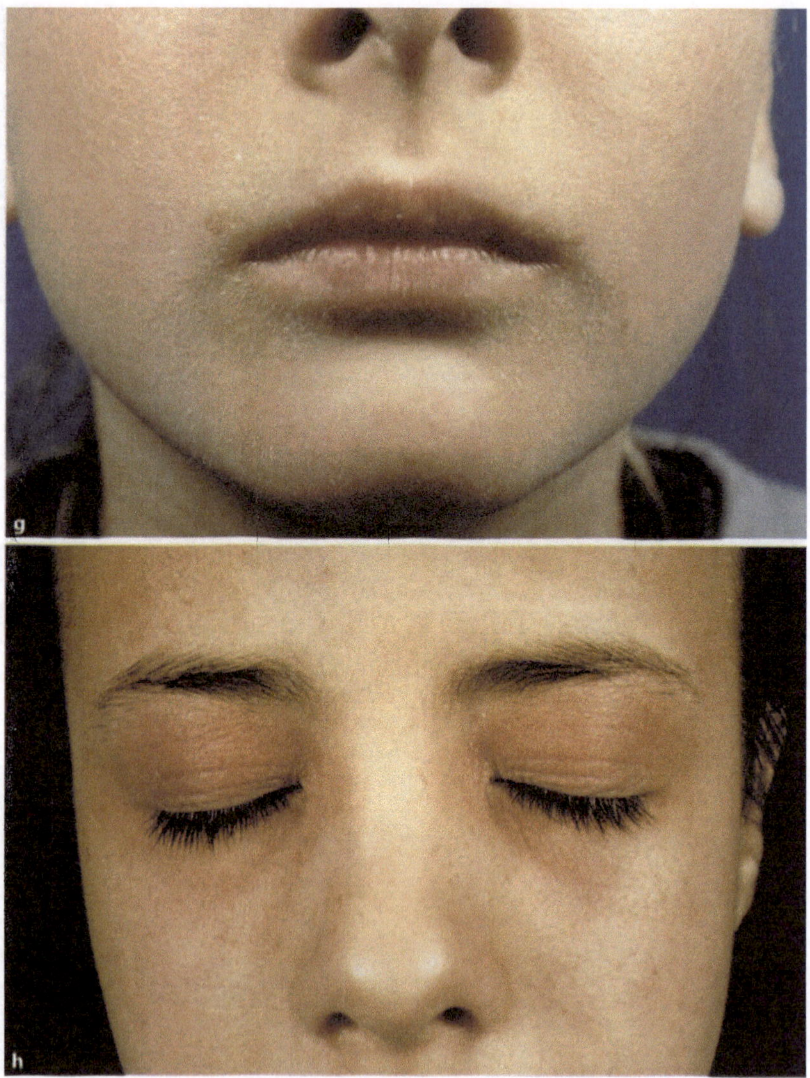

Abb. 5 g, h. **g** Cheilitis sicca bei Atopie **h** Lidekzem bei Atopie

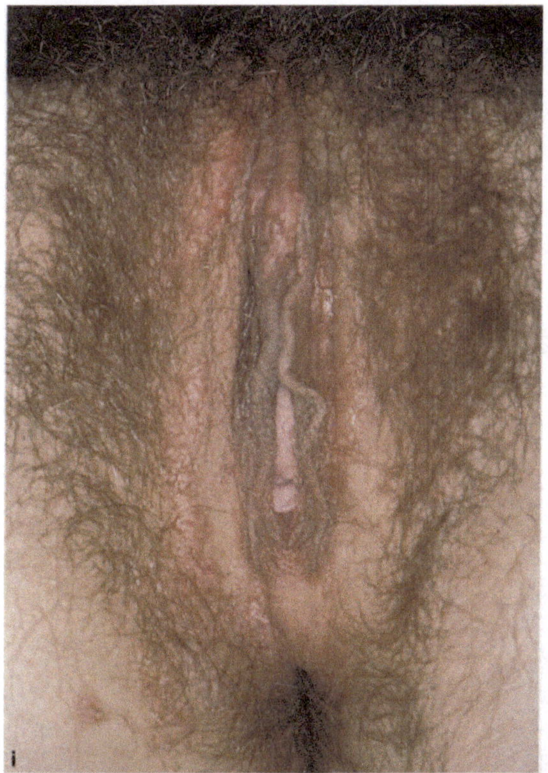

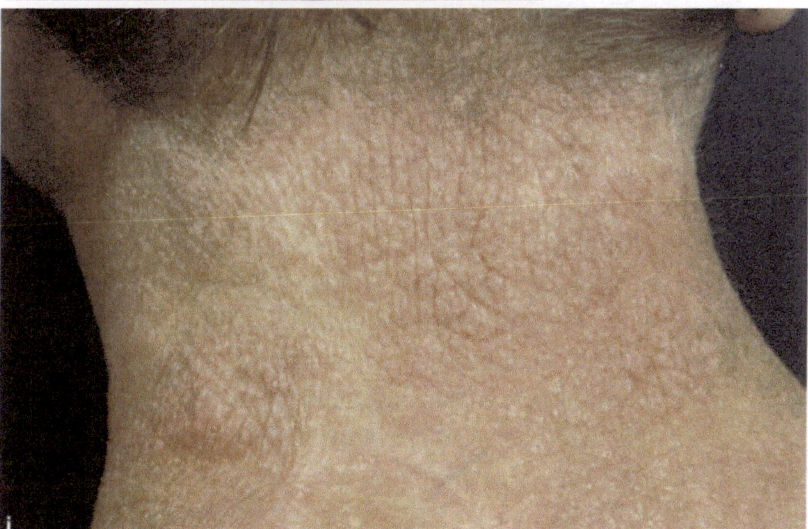

Abb. 5 i, j. i Lichenifiziertes atopisches Ekzem der Vulva j Dirty neck bei Atopie: Die Haut ist diffus entzündlich gerötet, verdickt und zeigt neben der vergröberten Hautfelderung und Schuppung eine schmutzige Pigmentierung

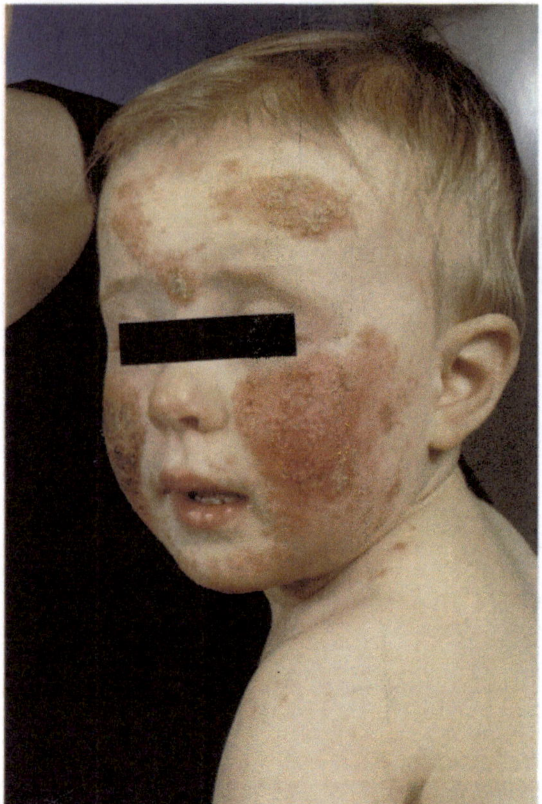

Abb. 6. Impetiginisiertes atopisches Ekzem

Aber auch virale Superinfektionen, wie z. B. Herpes-simplex-Virus(HSV)-Infekte bis hin zur lebensbedrohlichen Maximalvariante Eczema herpeticatum (Abb. 8) sind beim Atopiker weitaus häufiger als beim Nichtatopiker. Als weiteres klinisches Merkmal ist eine stärkere Anfälligkeit des Atopikers gegenüber Humanem Papillomavirus (HPV)-bedingten Hautinfektionen (Verrucae vulgares) und Mollusca contagiosa zu nennen (Abb. 9).

Ein Kennzeichen der atopischen Disposition ist die trockene Haut, die nach häufigem Kontakt mit Wasser und Detergentien verstärkt auftritt (Abb. 10). Viele Atopiker leiden unter einer verminderten Schweißdrüsensekretion, die sich in einem ungenügenden Schwitzen in trockener Wärme äußert. Während der Heizungsperiode, insbesondere in den Wintermonaten, kommt es zu einer

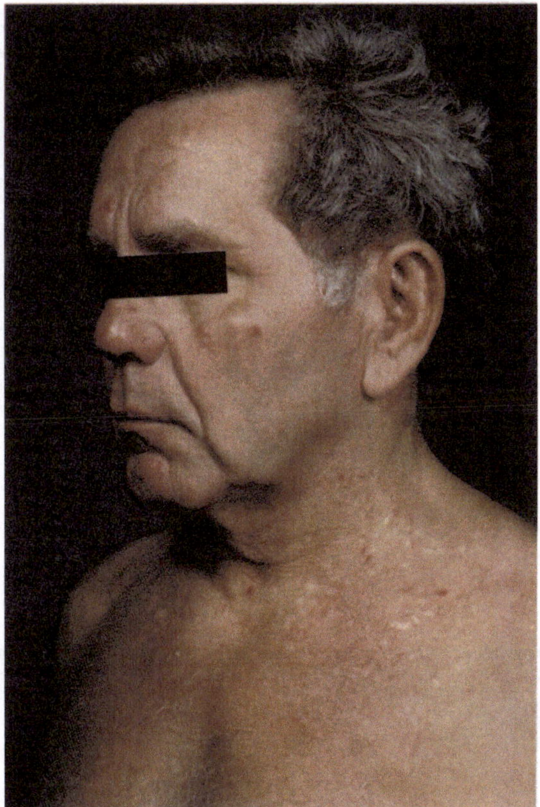

Abb. 7. Head-neck-and-shoulder-Dermatitis

Austrocknung der Raumluft, die die häufige Exazerbation der Erkrankung erklärt. Deshalb wird ein eher feuchtes, subtropisches Klima von den meisten Atopikern als angenehm empfunden.

Auffällig ist, daß an den Prädilektionsstellen, d.h. an den großen Gelenkbeugen, aber auch an den Handflächen und Fußsohlen, die Schweißdrüsenfunktion erhalten oder gar gesteigert ist. Die ekzematösen Hautveränderungen können entweder die Folge unspezifischer Reize an der prädisponierten Haut des Atopikers sein oder durch spezifische Allergene vermittelt werden.

Diagnostische Leitlinien

Die Diagnose des atopischen Ekzems richtet sich nach den von Hanifin und Rajka 1980 erstellten Major- bzw. Minorkriterien (Ta-

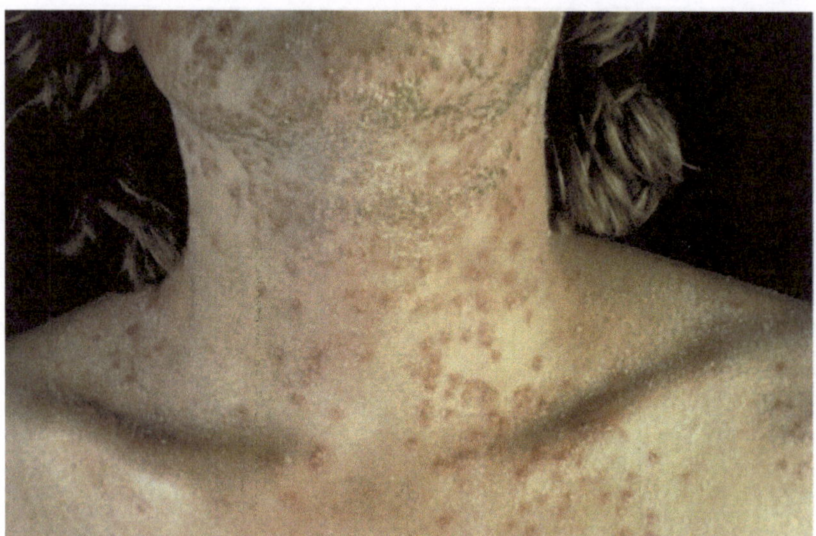

Abb. 8. Eczema herpeticatum

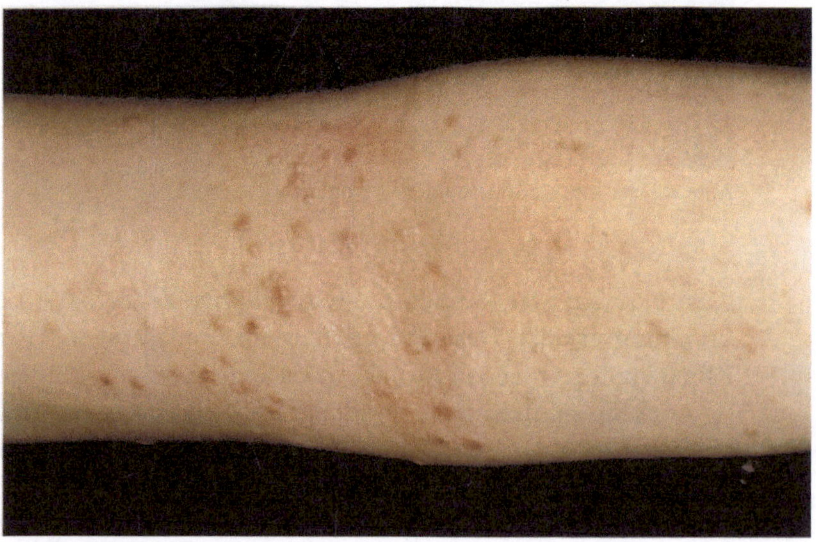

Abb. 9. Molluscum contagiosum-Infektion bei atopischem Ekzem

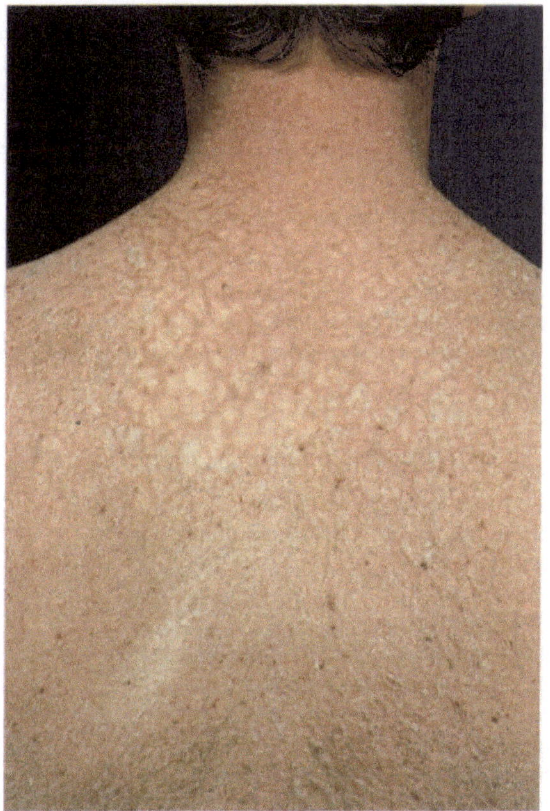

Abb. 10. Ausgeprägte Xerodermie bei atopischem Ekzem

belle 1). Um die Wahrscheinlichkeit des Vorliegens einer atopischen Diathese zu bestimmen, werden heute insbesondere zur Begutachtung von Hauterkrankungen die „Erlanger Atopiekriterien" verwendet (Tabelle 2a, b) (Diepgen et al. 1991). Leitsymptom des atopischen Ekzems ist ein quälender, anfallsartig auftretender Juckreiz. In der Anamnese kommen in der frühen Kindheit Milchschorf, Pollinosis und Bronchialasthma vor, können aber auch fehlen. Weitere Hinweise für das Vorliegen einer atopischen Diathese ergeben sich zusätzlich aus der Überempfindlichkeit gegenüber Wolle, Tierhaaren und Detergentien. Eine Aggravierung der Hauterkrankung durch nutritive Faktoren, z. B. Zitrusfrüchte, Alkohol und Nikotin sowie eine Verschlechterung in der kalten Jahreszeit oder unter Streßeinwirkung ist charakteristisch. Über-

Tabelle 1. Diagnostische Kriterien für die Atopie nach Hanifin und Rajka. Zur Festlegung und Sicherung der Diagnose des atopischen Ekzems ist die Bestimmung sog. Major- bzw. Minorkriterien hilfreich. Dabei wird die Diagnose beim Vorliegen von mindestens 3 dieser Kriterien als gesichert ansehen

Hauptkriterien
kennzeichnen die klinische Symptomatik des atopischen Ekzems

Pruritus
Ekzemmorphe an den typischen Prädilektionsstellen (Beugenekzem)
Chronizität bzw. schubweiser Verlauf des Krankheitsbildes
Hinweise auf Erkrankungen des atopischen Formenkreises in der Eigen- oder/und Familienanamnese

Nebenkriterien
kennzeichnen ein latentes atopisches Ekzem

Sebostase und Xerodermie (trockene Haut)
Ichthyosishand (vermehrte bzw. vertiefte Handfurchung)
Ekzem der Hände und Füße
Glanznägel
Verminderte Schweißsekretion
Lichtung der lateralen Augenbrauen (Hertoghe-Zeichen)
Dennie-Morgan-Falte (doppelte Unterlidfalte)
Halonierte Augen (Schatten um die Augen)
Pelzmützenartiger Stirnhaaransatz
Trockene Cheilitis (trockene, entzündete Lippen)
Keratosis pilaris (Betonung der Haarfollikel)
Pityriasis alba (münzförmig, weißlich, leicht schuppende Haut)
Brustwarzenekzem
Dirty neck (graubraune Pigmentierung am Hals)

Positive Pricktests (positive Hauttests)
Erhöhter Serum-IgE-Spiegel
Weißer Dermographismus (Hautblässe nach mechanischem Reiz)

Neigung zu Hautinfektionen (S. aureus, HSV)
Fehlender bzw. verminderter Rachenreflex oder Kornealreflex
Nahrungsmittelunverträglichkeit
Unverträglichkeit von Wolle und Waschmitteln

durchschnittlich häufig gelingt beim Atopiker der Nachweis spezifischer IgE-Antikörper im Serum mittels In-vivo- (Pricktest) oder In-vitro- (Radio Allergo Sorbens Test, dem „RAST" bzw. CAP-Fluorescence Enzyme Immuno Assay, dem „CAP-FEIA") Testverfahren.

Tabelle 2a. Atopiescreening nach den Erlanger Atopiekriterien zur Erkennung einer atopischen Diathese

	Symptome	ja	nein	Punkte
Familien-anamnese	Rhinoconjunctivitis allergica/ Asthma	[ ]	[ ]	0,5
Dermatitis/Ekzeme		[ ]	[ ]	2
Eigen-anamnese	Rhinoconjunctivitis allergica	[ ]	[ ]	1
	Asthma	[ ]	[ ]	1
	Milchschorf	[ ]	[ ]	1
	Cholinerger Pruritus	[ ]	[ ]	3
	Textilunverträglichkeit	[ ]	[ ]	3
	Metallunverträglichkeit	[ ]	[ ]	1
	Photophobie	[ ]	[ ]	1
Atopische Minimal-formen	Xerosis cutis	[ ]	[ ]	3
	Ohrrhagaden	[ ]	[ ]	2
	Dyshidrosis	[ ]	[ ]	2
	Pityriasis alba	[ ]	[ ]	2
	Pulpitis sicca/Winterfüße	[ ]	[ ]	2
	Mamillenekzem	[ ]	[ ]	2
	Perleché	[ ]	[ ]	1
Atopische Stigmata	Palmare Hyperlinearität	[ ]	[ ]	1
	Hertoghe-Zeichen	[ ]	[ ]	2
	Dirty neck	[ ]	[ ]	2
	Keratosis pilaris	[ ]	[ ]	1
	Weißer Dermographismus	[ ]	[ ]	3
	Akrozyanose	[ ]	[ ]	1
Labor-werte	Serum IgE <150 IU/ml	[ ]	[ ]	0
	Serum IgE >150 IU/ml	[ ]	[ ]	1
	Serum IgE >400 IU/ml	[ ]	[ ]	2
	Positiver Phadiatop®	[ ]	[ ]	1
	Summe			

Tabelle 2b. Beurteilung der Erlanger Atopiekriterien

Atopie-Punkte	Beurteilung
0–3	keine atopische Diathese
4–7	atopische Diathese unwahrscheinlich
8–9	atopische Diathese unklar
10–14	atopische Diathese zu 78% wahrscheinlich
15–19	atopische Diathese zu 97% wahrscheinlich
ab 20	atopische Diathese zu 100% wahrscheinlich

Pathogenetische Grundlagen des atopischen Ekzems

Die Pathogenese des atopischen Ekzems ist bis heute nicht geklärt. Sie folgt weder ausschließlich den Gesetzmäßigkeiten eines allergischen noch allein denen eines irritativen Kontaktekzems (Cooper 1994). Es gilt die Auffassung einer multifaktoriellen Genese, zumal keines der derzeitigen pathogenetischen Konzepte hinreichend in der Lage ist, den genauen Mechanismus der Erkrankung zu erklären. Als einer der genetisch bedingten Defekte wird eine Reifungsstörung der T-Suppressor-Lymphozyten und ein damit einhergehender gestörter Ablauf der humoralen und der zellulären Immunität angenommen.

Beim Atopiker kommt es beim Kontakt mit dem relevanten Allergen nicht nur zur allergischen Rhinokonjunktivitis, sondern auch zur Exazerbation des Ekzems. Nach aktuellen Hypothesen können perkutan aufgenommene Antigene an allergenspezifisches IgE auf der Oberfläche der Langerhanszellen binden und dadurch die Aktivierung von T-Lymphozyten auslösen. Die beim atopischen Ekzem hauptsächlich vorhandenen TH-2-Lymphozyten sezernieren in erster Linie die Zytokine Interleukin-4 und -5 (IL-4, IL-5). IL-4 stimuliert die IgE-Synthese, wodurch die hohen IgE-Spiegel bei Atopikern erklärt werden könnten. IL-5 aktiviert die eosinophilen Granulozyten, die haut- und gewebeschädigende Proteine enthalten und in der ekzematösen Haut nachweisbar sind. Inhalative Allergene können somit über die IgE-Rezeptoren der Langerhanszellen auch kontaktallergische Reaktionen im Sinne einer allergischen Spättypreaktion in der Haut verursachen. Diese Tatsache wird durch das neue diagnostische Verfahren des Atopie-Patch-Tests ausgenutzt. Hier werden beispielsweise Hausstaubmilbenextrakte nach Art eines Epikutantests appliziert, die ekzematöse Spättypreaktionen (im Gegensatz zu den klassischen urtikariellen Soforttypreaktionen) induzieren können. Diese Erkenntnisse ziehen wichtige therapeutische Konsequenzen hinsichtlich Allergenelimination und Milieusanierung nach sich. Voraussetzung für diesen Pathomechanismus ist die gestörte Barrierefunktion der Hornschicht, die die Penetration der Fremdstoffe und Allergene ermöglicht und sich durch einen hohen transepidermalen Wasserverlust auszeichnet.

Bei den Atopikern wurde ferner ein δ-6-Desaturasemangel festgestellt. Dieses Enzym wandelt Linolsäure in γ-Linolensäure um. Durch den Enzymmangel entstehen weniger Arachidonsäuremetaboliten, woraus eine verminderte Differenzierung der T-Suppressor-Lymphozyten folgt. Somit erlangen die T-Helfer-Lymphozyten ein relatives Übergewicht. Einhergehend mit einem IgE-Anstieg im Serum und einer verstärkten Histaminfreisetzung kommt es dann zur Vaso- und Bronchokonstriktion.

Bei Atopikern sollen auch Stoffwechselstörungen der langkettigen essentiellen Fettsäuren vorliegen, die ihrerseits Vorstufen der Arachidonsäuremetaboliten (Prostaglandine und Leukotriene) sind. Durch den Enzymmangel soll es zu einer verminderten Synthese von Prostaglandin E_1 kommen, das die Reifung und Differenzierung der T-Suppressor-Lymphozyten fördert und die Bildung von IgE hemmt (Melnik u. Plewig 1989). Bei Atopikern wird tatsächlich neben einem erhöhten IgE-Spiegel im Serum vielfach eine geringere Anzahl an T-Suppressor-Lymphozyten, die die IgE-Produktion der B-Zellen hemmen, beobachtet. Infolge dieser insuffizienten Kontrolle der B-Zellen mit überschießender IgE-Synthese werden beim Atopiker in der Haut fortlaufend Entzündungsprozesse ausgelöst und aufrechterhalten.

Zudem gilt der für den Atopiker typische „weiße Dermographismus“ als Ausdruck einer autonomen Dysregulation. Die Reagibilität der Gefäße auf unspezifische Reize soll durch einen Defekt der β-Rezeptoren und nachfolgend durch eine verstärkte Vasokonstriktion gekennzeichnet sein.

Aggravierende Faktoren

Zahlreiche Umweltfaktoren können bei atopischer Diathese zur Exazerbation, Aggravierung oder Unterhaltung des Ekzems führen. Derartige Belastungen können auch mechanischer Art sein: Beispielsweise führt das ständige Reiben beim Tragen falscher Kleidung und das damit verbundene unablässige Kratzen zu epidermalen Traumen, Ekzematisation und Superinfektion; andere physikalische Noxen, Allergene und psychische Faktoren kommen hinzu (Lübbe 1997). In jedem Falle stellen exogene Irritantien Präzipitations- bzw. aggravierende Faktoren dar, die für die effiziente Behandlung eines atopischen Ekzems unbedingt unterbunden werden müssen (Tabelle 3).

Auch bei der Berufswahl muß der Atopiker auf den Umgang mit Allergenen und Irritantien achten. Nicht jeder Wunschberuf ist für den Ekzempatienten geeignet. Denkbar ungeeignet sind die sogenannten „hautbelastenden feuchten Berufe", wie z. B. Friseure, Gärtner, Krankenschwester und -pfleger (Tabelle 4). Geeignet sind trokkene Berufe, die nicht täglich den Umgang mit Wasser, Detergentien und Lösungsmitteln voraussetzen.

Tabelle 3. Provokationsfaktoren des atopischen Ekzems

Allergene
- Nickelsulfat und andere häufige Kontaktallergene
- Hausstaubmilbenkot
- Nahrungsmittelallergene
- Tierhaare, insbesondere Katzenhaare

Lokale und fokale Infekte
- Staphylokokken- und Streptokokkenbesiedlung
- Herpes simplex

Physikalisch-chemische Noxen
- Temperatur
- Lufttrockenheit
- Mechanische Friktion und Irritation

Andere pruritogene Noxen
- Psychogene Reize
- Genußmittel: Kaffee, Alkohol, Nikotin

Tabelle 4. Für Atopiker ungeeignete Berufe, da ein erhöhtes Ekzemrisiko besteht

Beruf	Allergen/ Irritantien	Beruf	Allergen/ Irritantien
Bäcker	Nahrungsmittel-zusatzstoffe Mehlmilben	Melker	Tierepithelien Feuchte Arbeiten
Dreher	Lösungsmittel Kühlschmiermittel	Schlosser	Metalle Lösungsmittel
Friseur	Div. Chemikalien Feuchte Arbeiten	Schneider	Textilstaub Farbstoffe
Gärtner	Pflanzen Herbizide Pestizide	Steinmetz	Staub Feuchte Arbeiten
Koch	Nahrungsmittel Feuchte Arbeiten	Reinigungsberufe	Chemikalien Feuchte Arbeiten
Krankenpfleger/ -schwester	Latex Desinfektionsmittel	Tierpfleger	Tierepithelien Feuchte Arbeiten
Kürschner	Gerbstoffe Tierepithelien	Veterinär	Tierepithelien
Maler	Farbstoffe Chemikalien	Zimmermann	Hölzer Holzstaub
Maurer	Zement		

Das atopische Ekzem ist dem Patienten als „Neurodermitis" geläufig. Allein durch diesen Begriff wird deutlich, daß der Hautzustand beim atopischen Ekzem durch „nervöse Impulse" beeinflußt werden kann. Dazu gehören unterschiedliche psychologische Merkmale, wie Persönlichkeitsfaktoren, einschneidende Erlebnisse, emotionale Beziehungserfahrungen in der Kindheit, mütterliche Einstellungen zum Kind, die Familiensituation und der Erziehungsstil. Mütter von Kindern mit langjährigem atopischen Ekzem verhalten sich häufig distanzierter zu ihren Kindern als Mütter von Kindern, die nicht unter dem atopischen Ekzem leiden. Interaktionsstörungen zwischen der Mutter und dem ekzemkranken Kind sind Streßfaktoren für das betroffene Kind. Zudem sind Ekzempatienten in ihrem späteren Leben in der Interaktion mit ihren Partnern weniger durch positiv-verstärkende und mehr durch negative-verstärkende Aspekte gekennzeichnet, obwohl sie die zwischenmenschlichen Interaktionen mit ihren Partnern als befriedigend und normal erlebt haben. Psychisch auffällige Atopiker haben mehr psychovegetative Beschwerden, fühlen sich mehr durch ihre Familie belastet, sind häufig unzufriedener mit ihrer Lebens- und Arbeitssituation, haben weniger Bekannte und hatten mehr Verluste wichtiger Personen erlebt, als die insgesamt weniger auffälligen Atopiker (Gieler et al. 1990).

1.4.1.1 Dyshidrosiformes Ekzem

Synonym: atopisches Palmoplantarekzem, dyshidrotisches Ekzem, Dyshidrose

Das dyshidrosiforme Ekzem wird als eine Form des atopischen Ekzems angesehen (Schwanitz 1985). Somit ist auch das Synonym „atopisches Palmoplantarekzem" verständlich. Bei Patienten mit atopischer Disposition treten häufiger als bei Patienten ohne solcher an Palmae und Plantae entzündliche Rötungen mit dyshidrosiformen Bläschen, nachfolgend auch Krusten und lamelläre Schuppung auf. So kann ein polymorphes klinisches Bild entstehen (Abb. 11a, b). Neben der typischen Dyshidrose an Palmae und Plantae entwickeln sich dyshidrosiforme, nicht akrosyringial lokalisierte Bläschen, die sich auch auf die Dorsalflächen von Händen und Füßen ausdehnen können. Ein klinisches Kennzeichen ist der intensive Juckreiz. Die Pathogenese des dyshidrosiformen Ekzems ist unbekannt.

Differentialdiagnostisch ist immer an ein allergisches Kontaktekzem, an eine Tinea manuum et pedum oder an eine Psoriasis palmoplantaris zu denken. Deshalb kann die Diagnose bei entsprechender Klinik und Dyshidrosisanamnese nur gestellt werden, wenn durch Epikutantestung mögliche relevante Kontaktallergene ausgeschlossen wurden, die mykologische Untersuchung auf eine dyshidrosiforme Tinea manuum et pedum negativ ausfiel und durch eine

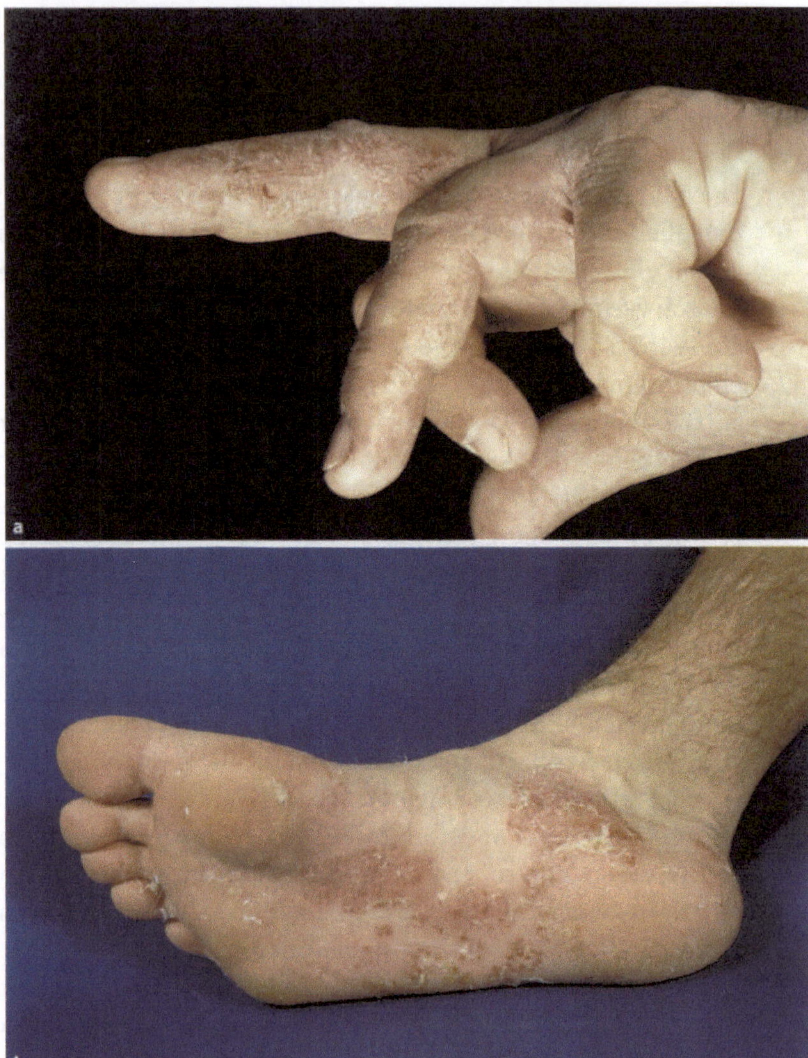

Abb. 11a,b. a Dyshidrosis palmaris. An den Fingerinnenseiten sind entzündliche Rötungen mit dyshidrosiformen Bläschen, Krusten und lamelläre Schuppung zu erkennen **b** Dyshidrosis plantaris

Probebiopsie und nachfolgende histologische Untersuchung eine Psoriasis auszuschließen ist.

1.4.2 Allergisches Kontaktekzem

Synonym: allergische Kontaktdermatitis

Die häufigste und am besten charakterisierte Form des Ekzems ist das allergische Kontaktekzem, wobei die Haut gegen einen von außen einwirkenden Fremdstoff mit einer spezifischen, immunologisch vermittelten Entzündungsreaktion antwortet. Unter „Allergie" wird eine „spezifische Änderung der Immunitätslage im Sinne einer krankmachenden Überempfindlichkeit" verstanden.

Das allergische Kontaktekzem entwickelt sich meist an den Stellen, an denen das Allergen mit der Haut in Berührung gekommen ist. Pathogenetisch läßt sich das allergische Kontaktekzem auf die zellvermittelte allergische Reaktion vom Spättyp zurückführen. Voraussetzung ist, daß der Patient vorher durch Kontakt mit der betreffenden Substanz (Allergen) sensibilisiert worden ist. Ein erneuter Kontakt mit dem Allergen führt zu einer Ekzemreaktion, die erst mehrere Stunden später auftritt, nach 24–48 Stunden ein Maximum erreicht und danach im allgemeinen wieder abklingt.

Klinisch kennzeichnend ist für das allergische Kontaktekzem eine charakteristische Polymorphie, d. h. ein gleichzeitiges Auftreten von Erythem, Papeln und Vesikeln, einhergehend mit starkem Juckreiz. Der Ekzemherd ist je nach Allergenexposition entweder scharf begrenzt, z. B. beim Tragen eines nickelhaltigen Uhrarmbandes (Abb. 12a), oder flächig mit unscharfem Rand, wie z. B. nach Anwendung von Körperpflegemitteln oder medizinischen Externa (Abb. 12b). Bedeutsam ist die Auslösung des Kontaktekzems durch Allergene in der Berufswelt: Das Kontaktekzem ist die häufigste, den Berufsgenossenschaften gemeldete Hauterkrankung in Deutschland. Insgesamt werden mehr als 20.000 Fälle mit Verdacht auf eine beruflich bedingte Hauterkrankung jährlich neu gemeldet, mehr als 90% davon sind Kontaktekzeme (allergischer und kumulativ-toxischer Natur). Deshalb ist bei Verdacht auf ein allergisches Kontaktekzem differentialdiagnostisch immer an ein kumulativ-toxisches Kontaktekzem zu denken (Klaschka 1995).

Auf die Pathogenese des allergischen Kontaktekzems wurde bereits im Kapitel 1.3 „Pathogenese der Ekzeme" eingegangen.

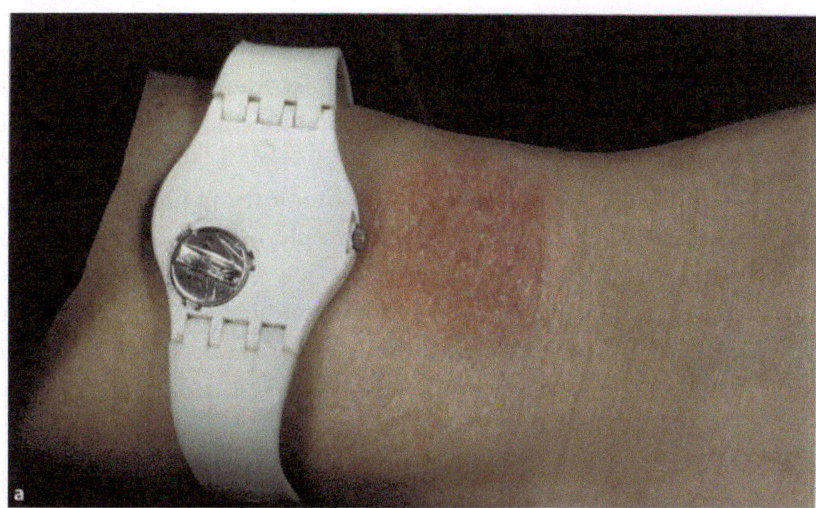

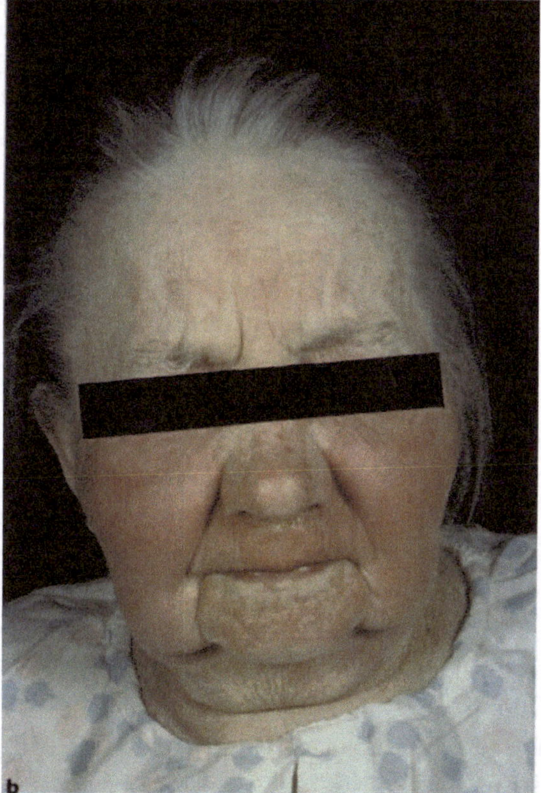

Abb. 12a,b. a Allergisches Kontaktekzem nach Tragen eines nickelhaltigen Uhrarmbandes **b** Allergisches Kontaktekzem nach Anwendung von Körperpflegemitteln (hier: Melkfett)

Die wichtigste Aufgabe in der Therapie des allergischen Kontaktekzems ist die Erkennung des auslösenden Allergens, da nur nach Meidung des Allergens die Erkrankung abheilen kann und sich Rezidive vermeiden lassen. Deshalb ist die allergologische Abklärung mittels Anamnese und Epikutantestung für die Diagnose, Differentialdiagnose und Therapie des allergischen Kontaktekzems von zentraler Bedeutung. Die kommerziell angebotenen Testreihen unterliegen in Deutschland einer Qualitätskontrolle und ständiger Überarbeitung durch die Mitglieder der Deutschen Kontaktallergiegruppe (DKG) in Zusammenarbeit des Informationsverbundes dermatologischer Kliniken (IVDK) sowie eines Herstellers der Testsubstanzen (Hermal®). Entscheidend ist aber immer die richtige und sinnvolle Auswahl der Testreihen durch den Allergologen aufgrund der Anamnese und des klinischen Befundes. Weiterhin muß der Arzt, der die Epikutantestung mitgebrachter Substanzen durchführt, über die spezifischen allergenen und toxischen Eigenschaften des Produkts bzw. der Substanz, die Löslichkeit und die zu testenden Konzentrationen Kenntnis haben. Die Epikutantestung darf nicht auf sonnengebräunter Haut durchgeführt werden, da unter diesen Bedingungen falsch-negative Epikutantest-Ergebnisse häufig sind. Ebenso verbietet sich die Testung im akuten Stadium des Ekzems, da es zu unspezifischen bzw. falsch-positiven Reaktionen im Sinne eines sogenannten „angry back" kommen kann. Auch ist die Einnahme von Medikamenten, die die allergische Reaktion beeinflussen können, zu beachten.

Auf das Vorkommen der Allergene, die Möglichkeiten ihrer Meidung und Alternativsubstanzen muß eingegangen werden. Bei monovalenter Sensibilisierung gegen ein nicht weit verbreitetes und durch den Patienten meidbares Allergen ist die Prognose des allergischen Kontaktekzems gut. Protrahierte Verläufe sind meist verursacht durch weit verbreitete, beruflich oder im Alltag nicht meidbare Allergene oder durch polyvalente Sensibilisierung sowie durch Kreuzreaktionen gegen chemisch verwandte Substanzen. Ungünstige Faktoren eines allergischen Kontaktekzems sind der wiederholte Umgang mit Irritantien, mechanische oder thermische Einwirkungen, die eine Störung der Hornschichtbarriere nach sich ziehen, sowie die atopische Disposition (Rycroft et al. 1995).

Beim chronischen Kontaktekzem muß die Diagnose kritisch überprüft werden. Ein neues Allergen im Beruf oder im häuslichen Bereich, iatrogen bedingte Sensibilisierungen, der Übergang in einen anderen Dermatosentyp, wie z. B. in ein Lymphom oder eine Psoriasis (Köbner-Phänomen), können ursächlich sein. Bei nicht vollständig meidbaren Berufsallergenen ist eine langfristige intermittierende Kortikosteroidtherapie gerechtfertigt, um eine vorzeitige Berentung zu verhindern.

1.4.3 Kumulativ-toxisches Kontaktekzem

Synonyme: Toxisch-degeneratives Ekzem, Abnutzungsdermatose, Abnutzungsekzem, Expositionsekzem, Empfindlichkeitsekzem, irritativ-toxisches Kontaktekzem, irritativ-toxische Kontaktdermatitis

Das kumulativ-toxische Kontaktekzem ist an der primären Kontaktstelle, meistens an den Händen, lokalisiert. Um die Pathogenese des Handekzems besser zu verstehen, wurden 2000 Patienten mit dieser Erkrankung untersucht (Diepgen u. Fartasch 1991). Davon litten 36% unter einer atopischen Diathese, 23% unter einem allergischen Ekzem, 21% unter einem kumulativ-toxischen Ekzem und 20% unter einem nummulär mikrobiellen Ekzem.

Das kumulativ-toxische Kontaktekzem entwickelt sich als Folge wiederholter Einwirkungen primär nicht obligat-toxischer Substanzen über einen längeren Zeitraum. Prädisponiert sind insbesondere Personen mit hoher Ekzembereitschaft, d. h. Personen mit empfindlicher oder trockener Haut und/oder atopischer Diathese (s. 1.4.1). Geschlechtsunterschiede bestehen nicht.

Für die Pathogenese des kumulativ-toxischen Kontaktekzems ist das Verständnis des Aufbaus und der Funktion der Hornschichtbarriere essentiell (Plewig et al. 1997) (s. auch 1.1). Maßgeblich für die Reaktionen der Haut auf Irritantien ist der Penetrationsweg durch die Hornschicht und die Interaktion mit den Komponenten der epidermalen Barriere.

Durch die wiederholte Einwirkung von Wasser und Irritantien kommt es je nach chemischer Struktur zu morphologisch definierten Veränderungen in Epidermis und Dermis. Darüber hinaus werden die interzellulären Lipide der Hornschicht entfernt und somit die physiologische Hautschutzbarriere gestört. Es kommt ferner zu einer Elimination der hygroskopischen Substanzen der Korneozyten und nachfolgend zu einer Reduktion des Wassergehalts der Hornschicht und somit zum Austrocknungsekzem bzw. Abnutzungsekzem (Abb. 13).

Das Interdigitalraumekzem ist als Minimalvariante des kumulativ-toxischen Kontaktekzems bekannt (Abb. 14). Bestimmte Berufsgruppen, z. B. die Friseure, leiden häufig unter dieser Ekzemform (Schwanitz et al. 1996). Diskutiert wird nicht nur der tägliche Umgang mit Wasser, Detergentien und Irritantien, sondern auch der mangelnde Hautschutz, zu dem auch das falsche Auftragen von Hautschutzsalben gehört. Diese werden meistens auf dem Handrükken und auf der Handinnenfläche, nicht aber im Interdigitalraum verteilt (Wigger u. Elsner 1997). Verständlich ist, daß im Interdigitalraum Irritantien die ungeschützte epidermale Barriere durchdringen und nachfolgend ein Ekzem auslösen können. Eine gestörte epidermale Barriere erlaubt aber nicht nur die fast uneingeschränkte Penetration von Fremdstoffen, sondern stellt zudem vielfach einen Wegbereiter allergischer Kontaktekzeme dar. Penetrierte niedermolekulare Fremdstoffe (Haptene) werden als Allergen erkannt und können bei erneutem Kontakt dann ein Ekzem im Sinne eines allergischen Kontaktekzems auslösen (s. 1.3).

Bei Hausfrauen entsteht häufig das kumulativ-toxische Kontaktekzem durch zu häufiges Reinigen und Waschen (Abb. 15). Bei Männern wird es meist als beruflich bedingtes Handekzem beobachtet, zum Beispiel durch die chronische Einwirkung von Kühlschmiermitteln in der Maschinenindustrie oder den Umgang mit lipophilen Lösungsmitteln, wie z. B. Alkohol, Terpentin, Chloroform, Aceton oder Benzin in der metallverarbeitenden Industrie. Charakteristisch ist das Fehlen von dyshidrosiformen Bläschen, die stärkere Ausprägung der Effloreszenzen auf den empfindlicheren Hautpartien, kein ausgeprägter Juckreiz und die langsame Abheilung nach längerer Arbeitspause (mehrere Tage oder Wochen).

Die wichtigste Differentialdiagnose des kumulativ-toxischen Kontaktekzems ist das allergische Kontaktekzem, das sich aber auch

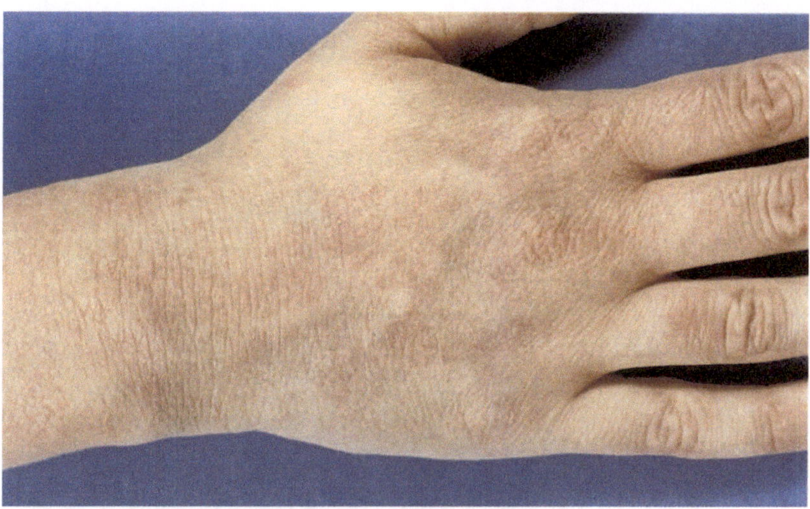

Abb. 13. Austrocknungsekzem der Hände

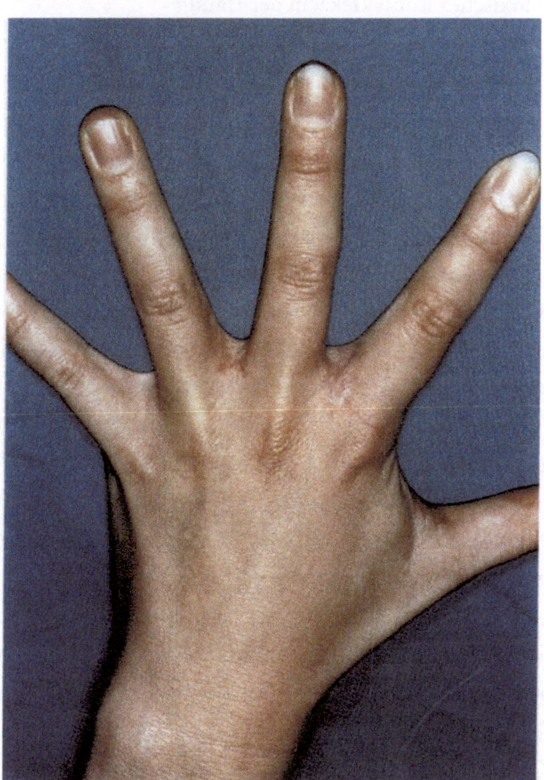

Abb. 14. Interdigitalraumekzem als Minimalvariante des kumulativ-toxischen Kontaktekzems

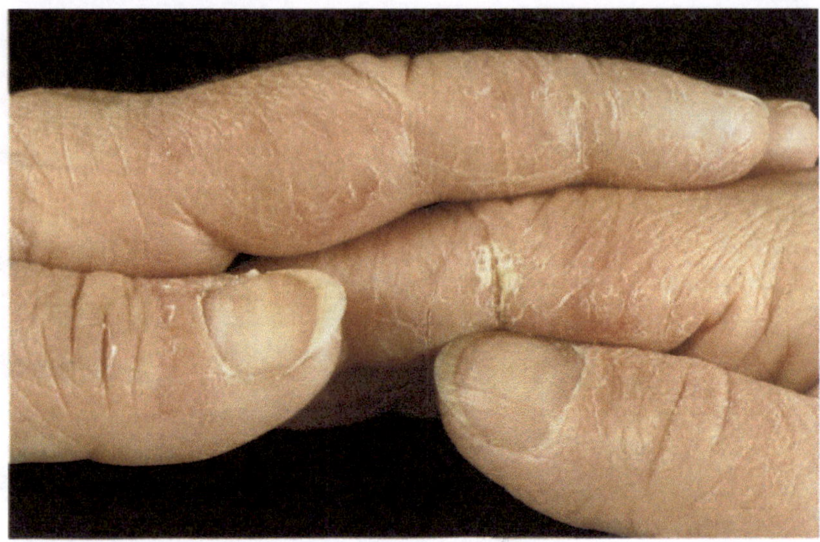

Abb. 15. Kumulativ-toxisches Kontaktekzem der Hände

sekundär manifestieren kann („Pfropfekzem"). Die klinischen Veränderungen sind unterschiedlich intensiv, abhängig von der Intensität und Dauer der kumulativen Hautschädigung. Allein aufgrund des klinischen Befundes ist die Abgrenzung zum allergischen Kontaktekzem oft nicht möglich. Hautfunktionsteste (Alkaliresistenz, Alkalineutralisation, Nitrazin-Gelbtest und andere Techniken) haben unter bestimmten experimentellen Bedingungen und bei der Anwendung an größeren Kollektiven interessante Befunde erbracht, können jedoch in individuellen Fällen dem Kliniker bezüglich der Differentialdiagnose toxisch oder allergisch nicht weiterhelfen. Nichtinvasive biophysikalische Techniken werden zur Zeit erprobt, sind aber in dieser Frage wegen der großen individuellen Schwankungen und der Beeinflussung durch zahlreiche Faktoren noch zu unzuverlässig, um im klinischen Alltag eingesetzt zu werden. Deshalb spielt für die Abgrenzung eines kumulativ-toxischen von einem allergischen Kontaktekzem die gezielte Epikutantestung eine entscheidende Rolle.

Wie für die Therapie des allergischen Kontaktekzems Informationen über die relevanten Allergene entscheidend sind, so ist bei dem kumulativ-toxischen Kontaktekzem eine detaillierte Aufklärung des Patienten über die möglichen Schadstoffe, Irritantien und Kofaktoren wichtig. Nach einer Initialtherapie mit meist kortikosteroidhaltigen Externa folgt der Einsatz verschiedener rückfettender Externa und Hautschutzsalben zur Prävention dieser Form des Ekzems.

Intertriginöses Ekzem

Synonym: Intertrigo

Das intertriginöse Ekzem ist pathogenetisch als ein kumulativ-toxisches Ekzem zu interpretieren. Kausale Faktoren sind Schweißretention, Wärme, Reibung und mangelhafte Hygiene. Begünstigende Faktoren sind Adipositas und Diabetes mellitus. Das intertriginöse Ekzem ist gekennzeichnet durch ein scharf begrenztes Erythem in den intertriginösen Bereichen (Abb. 16). Erodierte Hautflächen können aber auch nässen und stark jucken. Die erodierte Haut, die mit einer Störung der epidermalen Barriere einhergeht, ermöglicht Sekundärinfektionen durch Bakterien oder Hefepilze und begünstigt das Auftreten allergischer Kontaktekzeme auf die wiederholt applizierten Desinfektionsmittel, Antibiotika und anderen Externa.

Differentialdiagnostisch muß immer an eine intertriginöse Psoriasis vulgaris, an ein intertriginöses seborrhoisches Ekzem, eine primäre intertriginöse Candidose bzw. Tinea inguinalis, ein Erythrasma oder an einen Morbus Hailey-Hailey (Pemphigus benignus familiaris) gedacht werden. Vor dem Beginn der Therapie müssen die möglichen Differentialdiagnosen abgeklärt werden.

Windelekzem

Synonym: Windeldermatitis

Das Windelekzem ist ein chronisches, meist nässendes und mazerierendes Ekzem, das bei Säuglingen und Kleinkindern im Windelbereich auftritt (Abb. 17). Irritative Faktoren, wie Urin- und Fäkalreste, eitrige Exsudate oder Durchfälle, Wärmestau durch Kleider, feuchtes Klima oder Adipositas sowie Detergentien in den Windeln begünstigen die Entstehung. Eine Superinfektion mit Candidaspe-

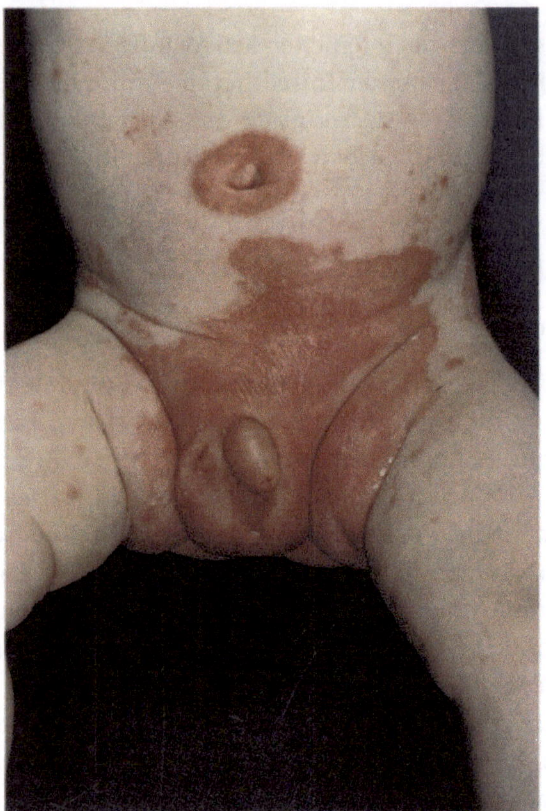

Abb. 16. Intertriginöses Ekzem gekennzeichnet durch ein scharf begrenztes Erythem in den intertriginösen Bereichen

zies ist häufig. Die Inzidenz des Windelekzems ist allerdings seit der Einführung hochabsorbierender Windeln zurückgegangen.

Differentialdiagnostisch muß an ein zugrundeliegendes atopisches oder seborrhoisches Ekzem, an eine infantile Psoriasis oder an eine Histiocytosis X (Langerhanszell-Histiozytose) gedacht werden.

Exsikkationsekzem

Synonyme: Austrocknungsekzem, Altersekzem, asteatotisches Ekzem, Eczèma craquelé, Eczèma hiemale, sebostatisches Ekzem, xerotisches Ekzem

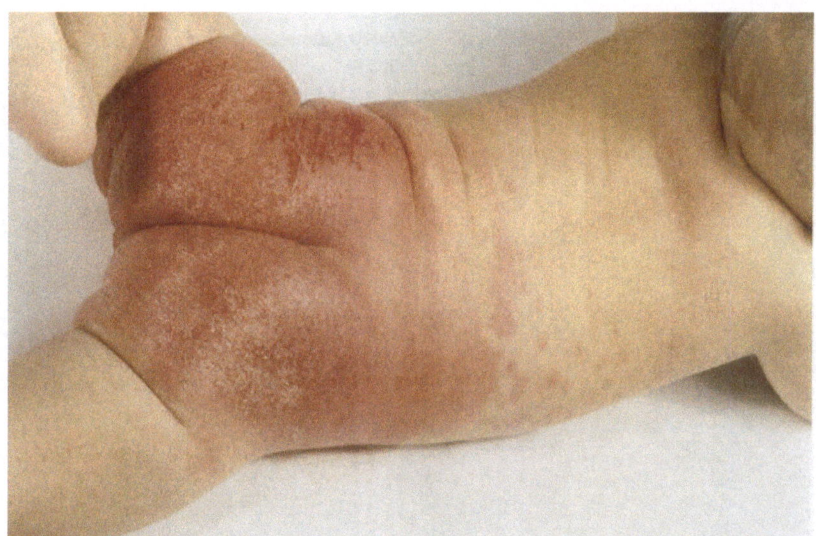

Abb. 17. Windelekzem

Das Exsikkationsekzem kann als Minimalvariante des kumulativ-toxischen Kontaktekzemes interpretiert werden. Im Gesicht oder an der übrigen Körperhaut, dort allerdings mit Bevorzugung der distalen Extremitätenanteile, ist die Haut meist geringfügig gerötet und schuppt pityriasiform (kleieförmig) (Abb. 18a). An den Extremitäten entwickeln sich in solchen erythematösen Herden flache und tiefrote Einrisse in die Hornschicht, die an die Craquelierung von Vasen erinnern „Eczèma craquelé" (Abb. 18b). Das Exsikkationsekzem tritt bei atopisch prädisponierten oder älteren Menschen auf. Bei Personen mit empfindlicher Haut kommt es ebenfalls, insbesondere durch zu häufiges Waschen oder Baden und durch die übermäßige Anwendung von Seifen bzw. Schaumbädern, zu einer Austrocknung der Haut. Das Exsikkationsekzem stellt sich besonders häufig in der kalten Jahreszeit ein, weil während der Heizperiode das Mißverhältnis zwischen Austrocknung der Hornschicht und nachfolgender Regeneration noch stärker in Erscheinung tritt. Ein wesentliches Symptom ist der Juckreiz.

Differentialdiagnostisch ist an ein atopisches Ekzem, eine Pityriasis rosea, eine Parapsoriasis en plaques und an eine oberflächliche

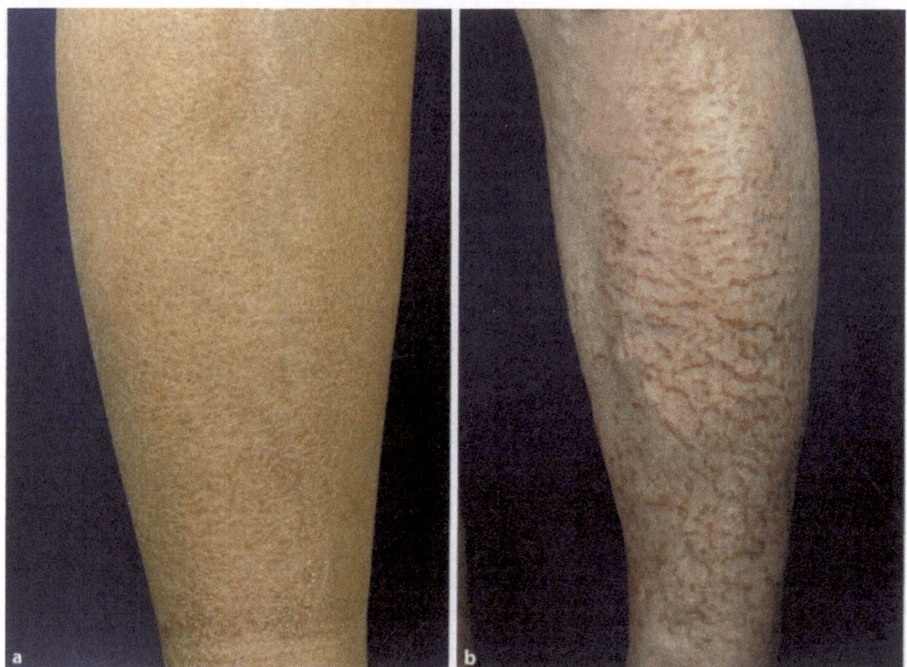

Abb. 18a,b. **a** Exsikkationsekzem des Unterschenkels **b** Eczèma craquelé des Unterschenkels

Tinea corporis zu denken. Eine kausale Therapie sollte nur nach Ausschluß der Differentialdiagnosen eingeleitet werden.

1.4.4 Hyperkeratotisch-rhagadiformes Hand- und Fußekzem

Synonym: Tylotisches Ekzem

Das hyperkeratotisch-rhagadiforme Hand- und Fußekzem kann pathogenetisch einem chronisch-allergischen oder einem kumulativ-toxischen Kontaktekzem entsprechen. Ursächlich ist allerdings das hyperkeratotisch-rhagadiforme Hand- und Fußekzem nicht immer aufzuklären. Etwa 30% der Fälle sind idiopathisch. Es handelt sich meistens um eine trockene Ekzemform an Palmae und Plantae. Klinisch manifestiert sich das hyperkeratotisch-rhagadiforme Hand- und Fußekzem mit scharf begrenzten, gering ent-

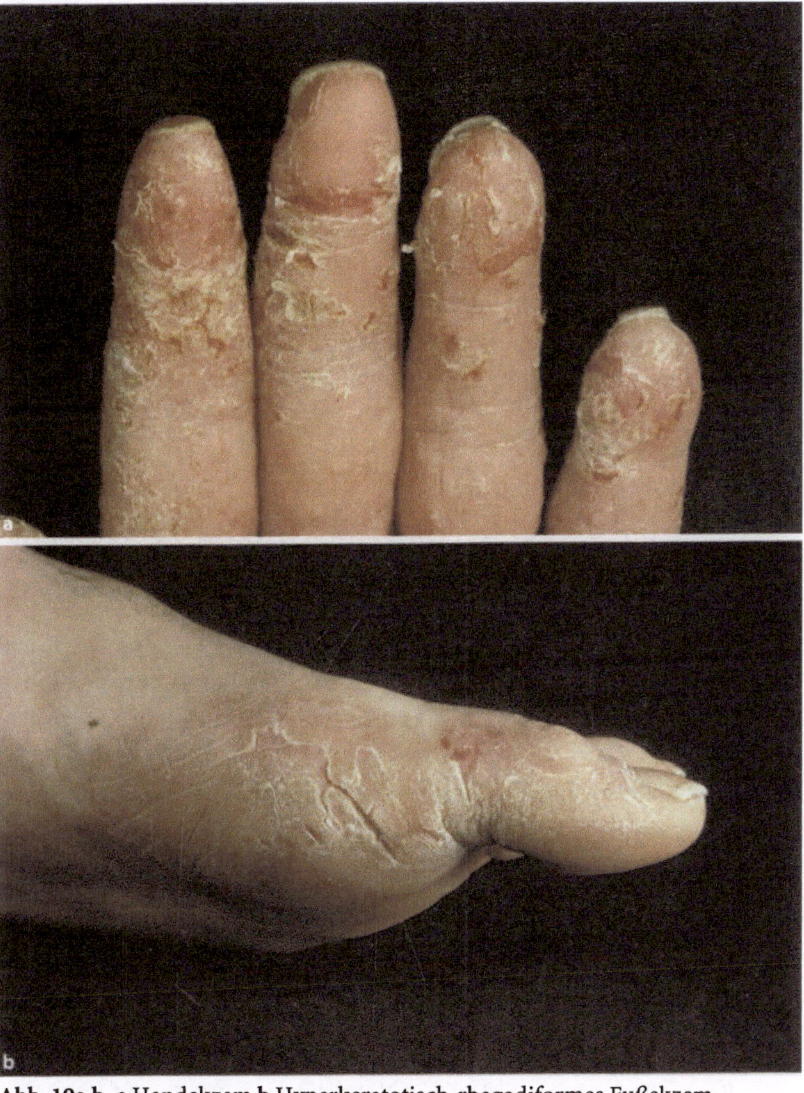

Abb. 19a,b. a Handekzem **b** Hyperkeratotisch-rhagadiformes Fußekzem

zündlich geröteten Herden, teils mit schwielenartiger Hornschicht und tiefen schmerzenden Rhagaden (Abb. 19a, b).

Differentialdiagnostisch ist an eine Psoriasis palmoplantaris, an eine chronische Dyshidrose, an eine hyperkeratotische Tinea manuum et pedum und an eine genetisch bedingte Palmoplantarkeratose zu denken. Palmoplantarkeratosen können sich, wenn auch selten, als paraneoplastisches Syndrom finden, wie z. B. beim Ösophaguskarzinom, das als Clarke-Howel-Evans-McConnell-Syndrom beschrieben ist (Adler et al. 1996).

Die Therapie des hyperkeratotisch-rhagadiformen Hand- und Fußekzems ist schwierig. Wichtig ist die Motivierung des Patienten zu intensiver Behandlung. Die Therapie mit Fettsalben unter Zusatz von halogenierten Kortikosteroiden und Keratolytika unter Plastikfolienokklusivverband für 12 Stunden sowie die lokale PUVA-Badchemotherapie wird meist vor der systemischen Therapie mit Acitretin (Neotigason®) eingeleitet.

1.4.5 Seborrhoisches Ekzem

Synonym: Seborrhoische Dermatitis

Das seborrhoische Ekzem ist ein chronisches oder chronisch-rezidivierendes Ekzem mit Prädilektion für die seborrhoischen Areale. Diese talgdrüsenreichen Hautgebiete sind der behaarte Kopf, die Retroaurikulärregion, das Gesicht, hier insbesondere die Glabella und die Nasolabialfalten, sowie am Rumpf die vordere und hintere Schweißrinne.

Pathogenetisch scheint eine erhöhte Talgdrüsenaktivität eine Rolle zu spielen. Dieses Konzept basiert auf der beobachteten perifollikulären Entstehung der Effloreszenzen und dem gehäuften Auftreten des seborrhoischen Ekzems bei erhöhter Talgdrüsenaktivität. Eine Besiedelung der Haarfollikel mit der lipophilen Hefe *Pityrosporum ovale* wird ebenfalls als pathogenetischer Faktor diskutiert. Bemerkenswert ist die deutliche jahreszeitliche Abhängigkeit mit einem Erkrankungsgipfel im Winter.

Das seborrhoische Ekzem kommt bei Säuglingen in den ersten 3 Lebensmonaten, später dann im Erwachsenenalter vor, wobei Männer häufiger als Frauen betroffen sind. Bemerkenswert ist, daß sich bei bis zu 46% der AIDS-Patienten ein seborrhoisches Ekzem manifestiert. Bei den Säuglingen sind die Prädilektionsstellen des seborrhoischen Ekzems der behaarte Kopf (Abb. 20a), die mittleren Gesichtspartien, die Halsfalten, die Brust und die großen Körperfalten.

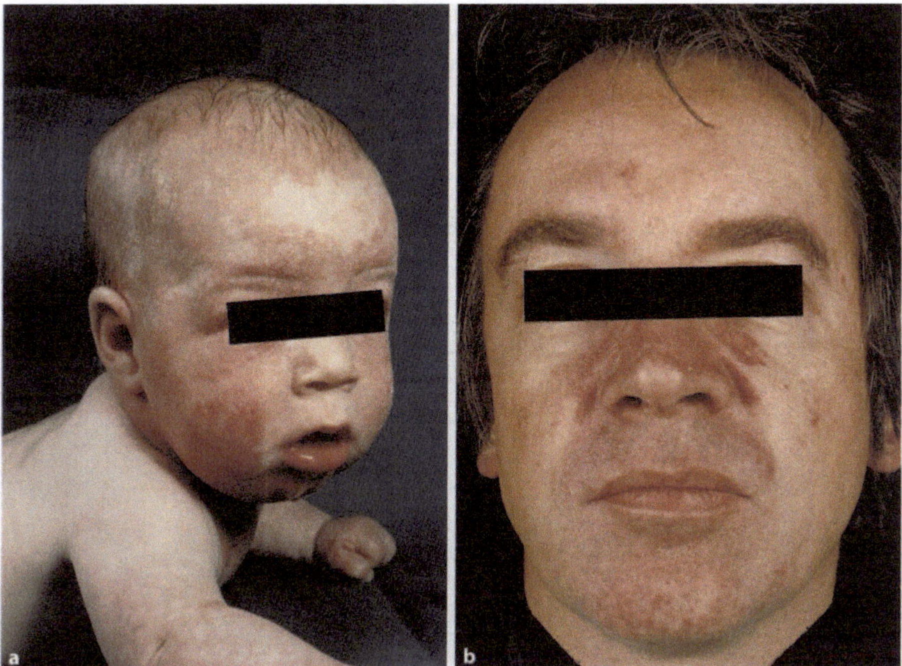

Abb. 20 a, b. a Seborrhoisches Ekzem beim Säugling (Gneis) **b** Seborrhoisches Ekzem im Gesicht des Erwachsenen

Bakterielle und mykotische Sekundärinfektionen sind häufig. Durch Konfluenz des seborrhoischen Ekzems kann es bei Säuglingen zu einer großflächigen Hautbeteiligung und sekundär zu einer Erythrodermie kommen. Bei dieser Erythrodermie sind Defekte der Leukozytenfunktion und des C-5-Inhibitors beobachtet worden. Im Erwachsenenalter setzt die Krankheit allmählich ein, mit Betonung des behaarten Kopfes, der Augenbrauen, der Nasolabialfalte und nicht selten auch der Brustmitte (Abb. 20b, c). Auch die äußeren Gehörgänge können, nicht selten sogar allein (Abb. 20d), betroffen sein. Die seborrhoischen Ekzeme können auch unter okklusiver Kleidung und bei korpulenten Patienten in Fettfalten entstehen. Die einzelnen Herde jucken nicht oder nur geringfügig, sind gelbrötlich, mit einer pityriasiformen, fettigen Schuppung, oft scharf begrenzt und symmetrisch.

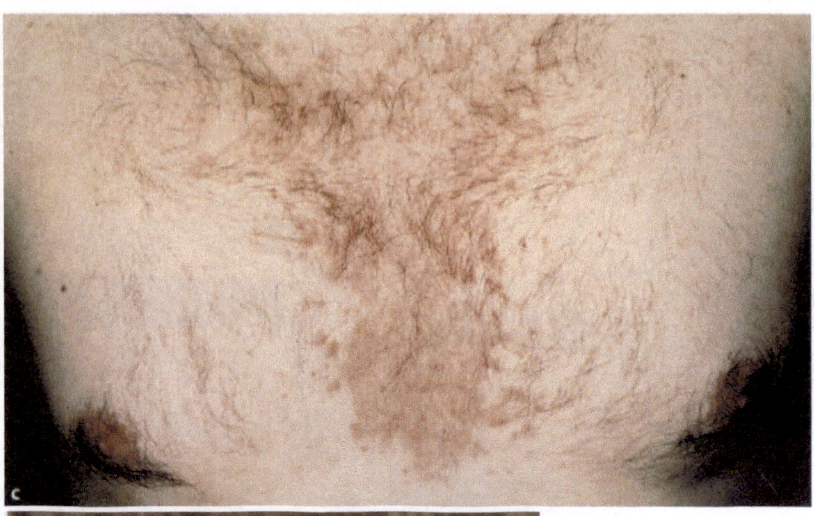

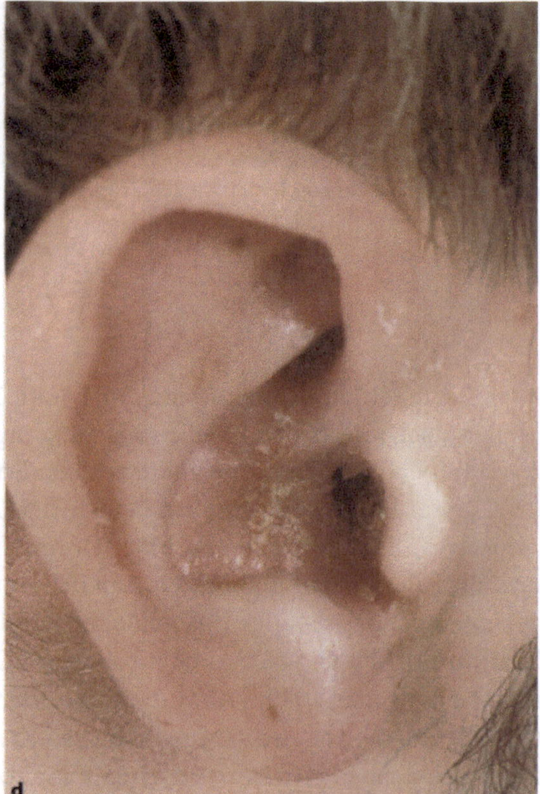

Abb. 20 c, d. c Seborrhoisches Ekzem an der Brust des Erwachsenen **d** Seborrhoisches Ekzem im äußeren Gehörgang

Differentialdiagnostisch sind eine Pityriasis rosea, eine Mykose, eine Psoriasis, eine „Seborrhiasis“, allergische und irritativ-toxische Kontaktekzeme und eine Lues II auszuschließen. Bei Generalisation des seborrhoischen Ekzems sind auch eine Melanoerythrodermie mit Kachexie und Lymphknotenschwellung, eine generalisierte Psoriasis und ein Sézary-Syndrom auszuschließen.

Die Therapie des seborrhoischen Ekzems unterscheidet sich von der anderer Ekzemformen durch die, neben der sonst üblichen externen Ekzemtherapie, lokale Anwendung von Antimykotika, wie z. B. Ketoconazol (Nizoral® oder Terzolin® Creme) oder Selendisulfid (Selsun® oder Selukos® Susp.), oder steinkohlenteerhaltigen Gels (Berniter®). Antimykotika bzw. steinkohlenteerhaltige Externa sind anfangs im Wechsel mit einem Kortikosteroid anzuwenden. Nach Abklingen der Hautentzündung sollte die Therapie allein mit dem Antimykotikum bzw. dem steinkohlenteerhaltigen Externum fortgesetzt werden. Dieses Therapieschema beruht auf der Beobachtung, daß das seborrhoische Ekzem, im Gegensatz zu anderen Ekzemformen, häufig mit der Hefe *Pityrosporum ovale* (Syn: *Malassezia furfur*) besiedelt ist.

Darüber hinaus hat sich auch die Therapie des seborrhoischen Ekzems mit einem Vitamin-D3-Derivat, wie z. B. Calcipotriol (Psorcutan®), das zur lokalen Therapie der Psoriasis vom Plaque-Typ zugelassen ist, als wirksam erwiesen (Schlehaider u. Kowalzick 1996).

1.4.6 Ekzematöse Photodermatosen

Photodermatosen treten ausschließlich an den UV-belichteten Hautarealen auf. Ekzematöse Photodermatosen können toxischer oder allergischer Natur sein. Zudem unterscheiden sich die Kontaktekzeme, die durch den externen Kontakt eines Fremdstoffs mit der Haut bedingt sind, von den Ekzemen, die durch die systemische Applikation von photoallergischen oder phototoxischen Substanzen ausgelöst werden.

Phototoxisches Ekzem

Synonym: Phototoxische Dermatitis

Das phototoxische Ekzem ist eine photochemisch ausgelöste Ekzemreaktion im UV-belichteten Bereich der Haut ohne spezifische Änderung der Immunitätslage. Die phototoxische Substanz kann dabei entweder systemischen oder topischen Ursprungs sein.

Beim phototoxischen Kontaktekzem, das auch als „Berloque-Dermatitis" bekannt ist, kommt es bei normaler UV-Exposition nach Kontakt mit einem phototoxischen Stoff ausschließlich an der Kontaktstelle zu entzündlichen sonnenbrandähnlichen Hautreaktionen (Abb. 21a). Topisch phototoxisch wirken z. B. Bergamotteöl, Steinkohlenteer, 8- und 5-Methoxypsoralen (8-, 5-MOP) oder vergleichbare Furocumarine, Akridinfarbstoffe bzw. Eosin. Wiesengräser, Schierlingskraut, Knorpelmöhre, Feigenbäume und Bärenklaue synthetisieren photosensibilisierende Substanzen, meist Furocumarine. Häufig wird nach einer Wanderung oder nach der Gartenarbeit in Verbindung mit dem UVA des Sonnenlichts an der entsprechenden Kontaktstelle eine bizarr konfigurierte, erythematobullöse Dermatitis ausgelöst, die eine lang persistierende Hyperpigmentierung nach sich zieht. Diese Dermatose ist auch als „Wiesengräserdermatitis" (Synonym: Dermatitis pratensis) bekannt (Abb. 21b).

Beim phototoxischen Ekzem, das durch die systemische Applikation von phototoxischen Substanzen, wie z. B. den Tetracyclinen, bedingt ist, kommt es bei UV-Exposition akut zu entzündlichen sonnenbrandähnlichen Hautreaktionen in den gesamten lichtexponierten Hautarealen. Eine speziellen universitären Zentren vorbehaltene diagnostische Methode ist der „Photo-Hen's-eggtest". Ohne den betroffenen Patienten zu belasten, kann mittels dieser Methode geklärt werden, ob und wie stark eine gegebene Substanz phototoxisch ist.

Differentialdiagnostisch muß bei diesen Formen des phototoxischen Ekzems immer ein photoallergisches Ekzem in Erwägung gezogen werden.

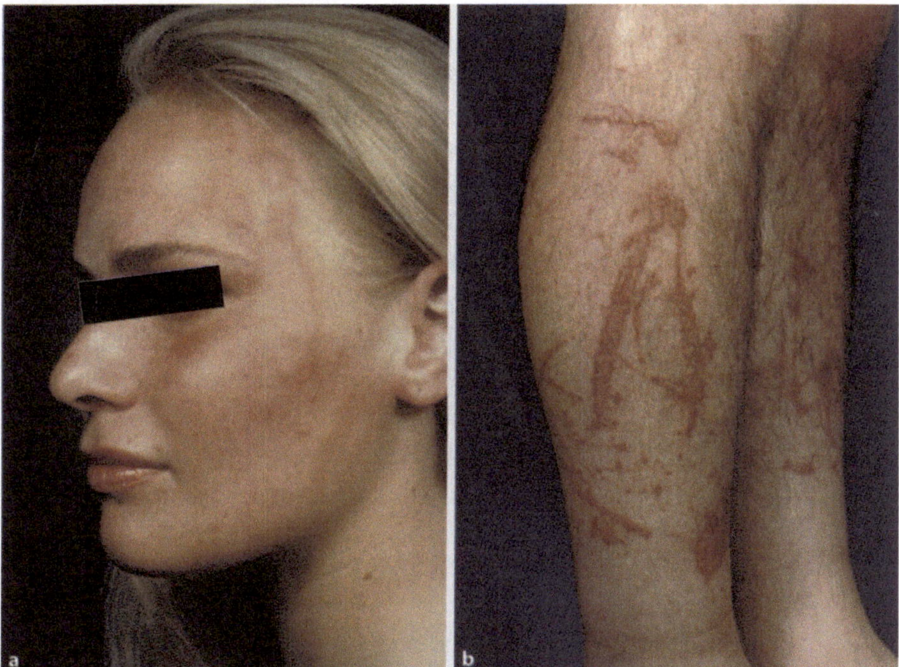

Abb. 21 a,b. **a** Phototoxisches Kontaktekzem – „Berloque-Dermatitis": nach Kontakt mit einem Bergamotteöl-haltigen Kosmetikum kommt es in Verbindung mit der UV-Exposition zu entzündlichen Hautreaktionen, die lang persistierende Hyperpigmentierungen nach sich ziehen **b** Wiesengräserdermatitis: ausschließlich an der Kontaktstelle mit Furocumarin-haltigen Wiesengräsern kommt es bei UV-Exposition zu entzündlichen sonnenbrandähnlichen Hautreaktionen

Photoallergisches Ekzem

Synonym: Photoallergische Dermatitis

Im Unterschied zu den obligat phototoxisch wirkenden Stoffen, die sich potentiell bei jedermann in gleicher Weise manifestieren können, treten photoallergische Reaktionen nur dann auf, wenn eine Sensibilisierung auf das entsprechende Photoallergen stattgefunden hat. Photoallergisierende Substanzen können topisch oder systemisch zur Sensibilisierung eines Patienten führen. Bekannte Photoallergene sind beispielsweise Chinidin, Sulfanilamid, Phenothiazine und halogenierte Salicylanilide. Das Aktionsspektrum liegt fast stets im UVA-, nur sehr selten, wie bei einigen Sulfonamiden, auch im UVB-Bereich. Klinisch beschränkt sich das Krankheitsbild auf die lichtexponierten Hautanteile, insbesondere die Handrücken, das Gesicht und den Hals. Bedingt durch den geringen Lichteinfall ist das submentale Dreieck häufig frei. Die erkrankten Hautabschnitte grenzen sich scharf von den durch Kleider lichtgeschützten Körperstellen ab (Abb. 22). Das Krankheitsbild kann bei fortgesetzter Allergenzufuhr in eine chronische Form des Ekzems übergehen. Diese chronische Ekzemform ist auch als chronisch-aktinisches Ekzem bekannt (s. unten). Klinisch ist die betroffene Haut durch eine starke Lichenifikation und Schuppung gekennzeichnet.

Diagnostisch hilfreich ist der Photopatchtest. Wie beim Epikutantest werden die potentiellen Photoallergene auf dem Rücken des Patienten aufgetragen. Im Gegensatz zum Epikutantest jedoch erfolgt die Applikation in doppelter Ausfertigung, wobei ein Set mit UVA bestrahlt wird. Ein positiver Photopatchtest kann nicht nur nach epikutaner, sondern auch nach systemischer Applikation des potentiellen Allergens und nachfolgender UVA-Bestrahlung ausgelöst werden. So kann eine photoallergische und eine photokontaktallergische Reaktion diagnostiziert werden. Manche Substanzen, wie z. B. das zur Behandlung der Psoriasis eingesetzte 8-Methoxypsoralen (8-MOP), können phototoxisch und photo(kontakt)allergisch wirken, so daß die Interpretation der Testungen kompliziert sein kann.

Das therapeutische Ziel ist die Ausschaltung des Photoallergens. An einen ausreichenden Lichtschutz durch dichte Kleidung und Sonnenschutzmittel, die auch im UVA-Bereich wirken, ist zu denken. Erst dann kann die Behandlung des Ekzems beginnen.

Chronisch-aktinisches Ekzem

Synonyme: Chronisch-aktinische Dermatitis, persistierende Lichtreaktion, aktinisches Retikulid

Das chronisch-aktinische Ekzem ist die schwerste und unangenehmste Form der Photoallergie, die ohne die weitere Zufuhr des Allergens allein durch Lichtexposition unterhalten werden kann.

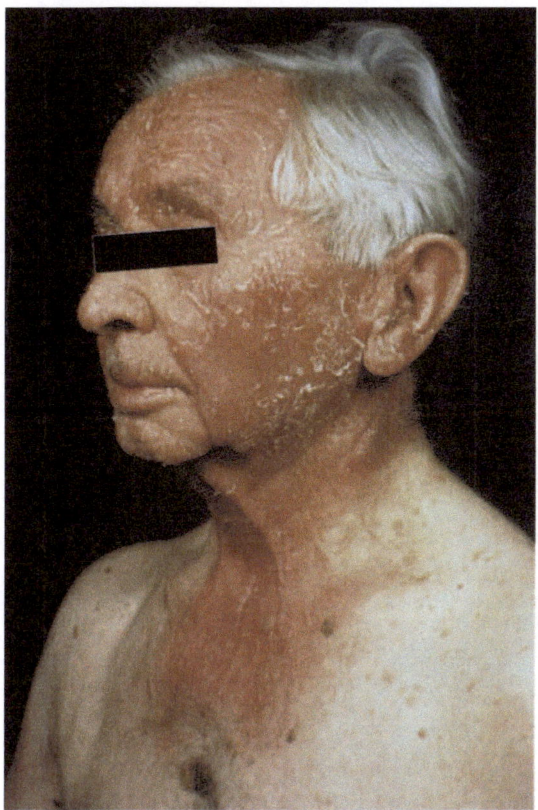

Abb. 22. Photoallergisches Ekzem. Prädilektionsstellen sind Stirn, Wangen, Ohren, Nacken, Hals und Dekolleté

Es ist unbekannt, ob es zur Persistenz des Photoallergens kommt. An den lichtexponierten Körperabschnitten entwickelt sich ein chronisches Ekzem mit starker Lichenifikation im erkrankten Bereich. Die Haut ist oft livide, polsterartig verdickt, gefurcht und mit Schuppen bedeckt (Abb. 23). Prädilektionsstellen sind Stirn, Wangen, Ohrmuscheln, Ohrläppchen, Nacken, Hals und Handrücken. Das Aktionsspektrum erstreckt sich im Gegensatz zum klassischen photo(kontakt)allergischen Ekzem vom UVB-Bereich bis in das sichtbare Licht hinein. Am häufigsten sind Männer im mittleren und höheren Lebensalter betroffen. Übergänge des aktinischen Retikulids in ein Lymphom sind beschrieben.

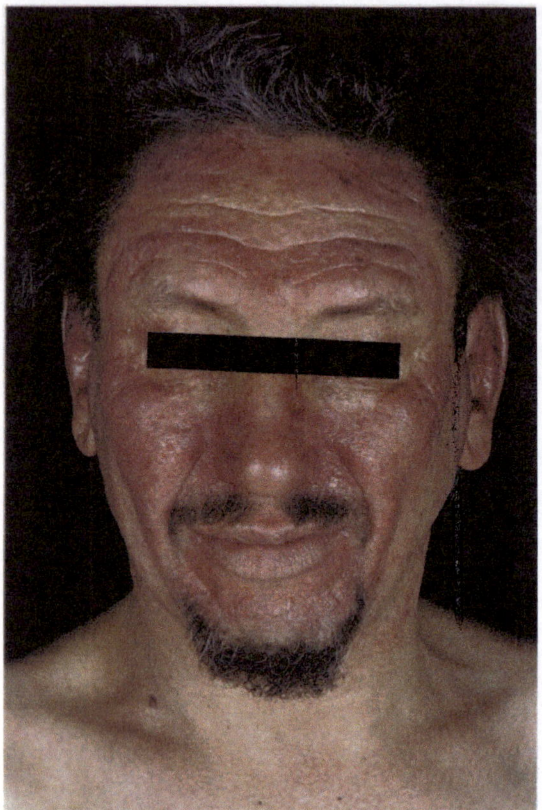

Abb. 23. Chronisch-aktinisches Ekzem. Die Haut ist livide und polsterartig verdickt

Differentialdiagnostisch müssen andere Formen des (photo)allergischen Ekzems, ein atopisches Ekzem, eine Facies leontina bei Mycosis fungoides und ein Sézary-Syndrom in Erwägung gezogen werden.

Die Therapie der Photodermatosen unterscheidet sich von der anderer Ekzemformen dadurch, daß das UV-Licht unbedingt gemieden werden muß. Das breite Aktionsspektrum erfordert einen besonders intensiven Lichtschutz. Sonnen- und Tageslicht, aber auch manche Lampen am Arbeitsplatz strahlen genügend Energie zur kontinuierlichen Ekzemunterhaltung ab. Lichtdichte Schutzkleidung, Hüte und Handschuhe sind manchmal indiziert. Alle lichtexponierten Areale sollten mit UV-Blockern, wie z. B. Anthelios® 60, abgedeckt werden. Eine Lichtkonditionierung kann durch eine PUVA-Therapie erzielt werden, die aber wegen der sehr starken UVA-Empfindlichkeit technisch häufig schwierig ist. Im Extremfall müssen die betroffenen Personen in abgedunkelten Räumen leben, da jede erneute Lichteinwirkung diese Ekzemform aggraviert.

1.4.7 Ekzematisation bei Infektionskrankheiten

Bei Patienten mit chronischen Ekzemen, besonders beim atopischen Ekzem, kommt es einerseits besonders leicht zur Inokulation von Erregern und andererseits zur Exazerbation von Herpesinfektionen.

Eczema herpeticatum

Das Krankheitsbild des Eczema herpeticatum tritt ohne Prodromalerscheinungen akut auf und ist durch eine Eruption gedellter, isoliert stehender Bläschen auf ekzematischer Haut gekennzeichnet (s. Abb. 8). Die Infektion ist meist durch die Autoinokulation mit Herpes-simplex-Viren bedingt. Die großflächige Ausbreitung des Erregers ermöglicht die bei Ekzematikern vorhandene Barrierestörung. Hier ist insbesondere das atopische Ekzem hervorzuheben. Bei akuter Exazerbation, die sich mit großflächigen nässenden Ekzemen manifestiert, kommt es rasch zur massiven Ausbreitung der Herpes-simplex-Viren. Bevorzugter Sitz sind Gesicht und Hals mit Übergang auf die oberen Extremitäten und den Stamm. Die Hautveränderungen sind mit hohem Fieber verbunden. Diese Maximalvariante ist potentiell lebensbedrohlich.

Das Eczema herpeticatum muß stationär durch die intravenöse Gabe von Virustatika behandelt werden. Bei erfolgreicher Therapie trüben die Bläschen später ein, zerplatzen und hinterlassen hämorrhagische Erosionen. Erst dann kann die Nachbehandlung und damit die Therapie des Ekzems beginnen.

Eczema molluscatum

Die Übertragung des Molluscum-contagiosum-Virus erfolgt immer durch Hautkontakt. Prädisponiert für das Eczema molluscatum sind Kleinkinder, die unter einem atopischen Ekzem leiden und Kontakt zu anderen bereits infizierten Kindern haben. Klinisch kommt es auf entzündeter Haut innerhalb von wenigen Tagen zum Auftreten von isoliert oder gruppiert stehenden, hautfarbenen Papeln mit für das Molluscum contagiosum typischer zentraler Eindellung (s. Abb. 9). Diese entleeren nach Inzision und auf Druck eine gelblich-fettige Masse, die sich mikroskopisch als sogenannte „Molluscakörperchen" darstellt.

Infolge der weltweiten Ausbreitung des „human immunodeficiency virus" (HIV) werden heute als Folge der Immunsuppression z. T. massive Infektionen mit Molluscum contagiosum auch bei Erwachsenen gesehen, die zusätzlich unter einer Ekzemerkrankung leiden können. Einzelläsionen können sich in diesen Fällen zu kleinen Knötchen entwickeln, die im Gesichts- und Halsbereich auf dem Boden eines Ekzems häufig rezidivieren (Abb. 24). Insbesondere bei den immungeschwächten Erwachsenen kann sich das Eczema molluscatum sekundär bakteriell superinfizieren, β-hämolysierende Streptokokken der Gruppe A und Koagulase-positive Staphylokokken werden nicht selten gleichzeitg gefunden. Klinisch auffällig sind unregelmäßig geformte, honiggelbe Krusten.

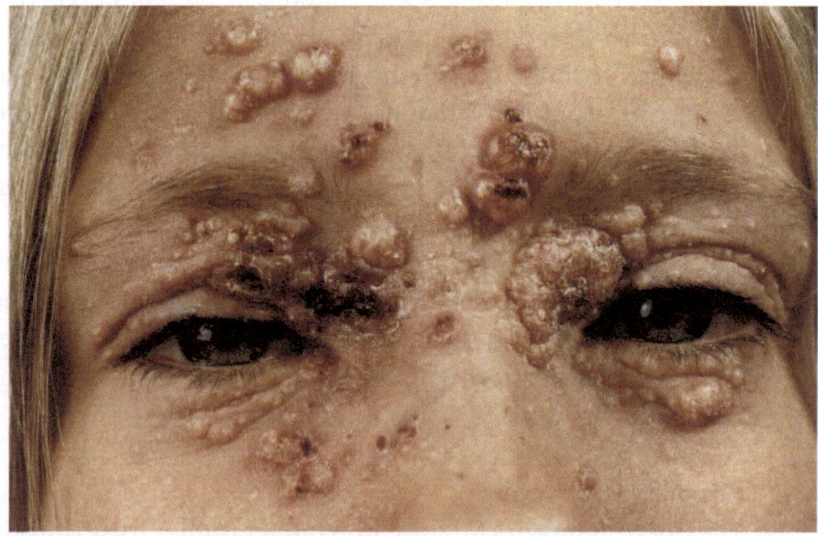

Abb. 24. Molluscum contagiosum-Infektion bei AIDS

Zur Therapie des superinfizierten Eczema molluscatum empfiehlt sich zunächst die Anwendung antibiotikahaltiger Externa. Nach Abheilung der Superinfektion werden die Mollusken nach lokalanästhesierenden Maßnahmen, mit z. B. EMLA-Creme, mechanisch abgetragen. Diese Oberflächenanästhesie hat sich insbesondere bei der Behandlung von Kleinkindern bewährt, da schmerzhafte Injektionen von Lokalanästhetika damit hinfällig geworden sind. Ein Teil der Mollusken kann aber auch während der Antibiotikatherapie mit austrocknenden Maßnahmen zur Rückbildung gelangen.

1.4.8 Mikrobiell-nummuläres Ekzem

Das mikrobiell-nummuläre Ekzem ist durch chronisch rezidivierende, symmetrisch angeordnete, münzgroße Herde charakterisiert. Die Zahl der Herde ist verschieden. Gewöhnlich sind Erwachsene zwischen dem 50. und 70. Lebensjahr betroffen. Prädilektionsstellen sind die Unterschenkel, aber auch der Stamm, insbesondere die obere Rückenpartie sowie die oberen Extremitäten (Abb. 25).

Die Pathogenese des mikrobiell-nummulären Ekzems ist unbekannt. Früher wurde eine Sensibilisierung gegenüber mikrobiellen Antigenen vermutet; daher auch die Bezeichnung „mikrobiell-nummuläres Ekzem". Obwohl in den Ekzemherden meist Staphylokokken oder Streptokokken nachweisbar sind, bleibt ihre pathogenetische Bedeutung unklar. Eine Beziehung zur Atopie besteht im Gegensatz zum nummulär-atopischen Ekzem nicht. Für die immer wieder diskutierte Nahrungsmittelunverträglichkeit, den emotionalen Streß oder andere Umweltfaktoren als Ursachen fehlen klare Anhaltspunkte. Häufig bleibt die Ursache ungeklärt. Viele Patienten leiden über Jahre an dieser chronischen Ekzemform. Differentialdiagnostisch müssen Tinea corporis, Psoriasis vulgaris, allergische und toxische Kontaktekzeme, atopische Ekzemformen und bei Einzelläsionen auch ein Rumpfhautbasaliom oder ein Morbus Bowen ausgeschlossen werden.

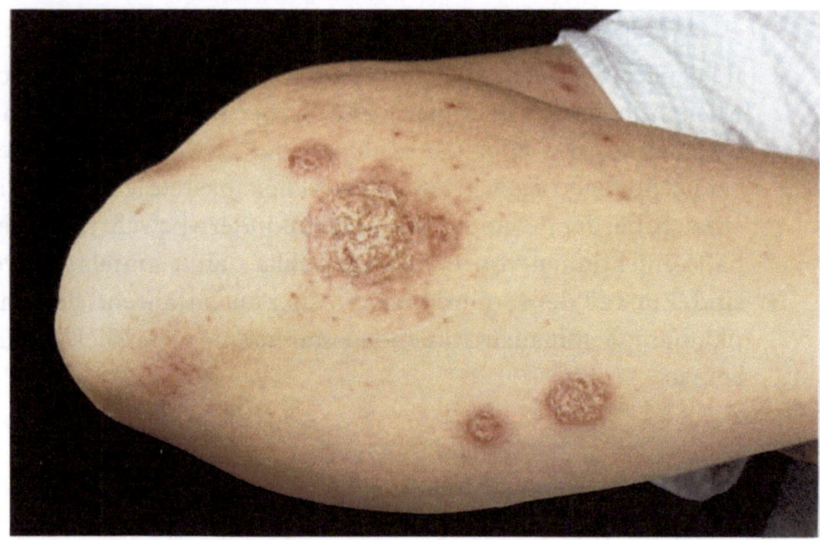

Abb. 25. Mikrobiell-nummuläres Ekzem

1.4.9 Stauungsekzem bei Stammvarikosis

Synonym: Stauungsdermatose

Das Stauungsekzem entwickelt sich an den Unterschenkeln auf dem Boden einer chronischen, varizenbedingten Störung des Blutrückflusses. Unter Tagesbelastung bilden sich zunächst Ödeme unterhalb der Knöchel und prätibial aus. Es kommt zum Austritt von Serum durch die Gefäßwände bei vermindertem Abtransport mit Ansammlung von Eiweißstoffen im Gewebe und damit zu einem gestörten Stoffwechsel. Wegen des verbesserten Blutrückflusses bei horizontaler Lagerung bildet sich das Ödem der Beine über Nacht wieder zurück. Die Entzündung im Bereich der chronischen Stauung läßt die Haut nicht unbeeinflußt, so daß eine flächenhafte Rötung oft von Erosionen, Schuppen- und Krustenauflagerungen begleitet ist (Abb. 26). Die Haut ist wegen der erhöhten Gefäßpermeabilität vorgeschädigt, durch exogen-toxische Einflüsse verstärkt irritierbar und durch örtlich angewendete Medikamente leicht sensibilisierbar. Nachfolgend kommt es häufig zu kumulativ-

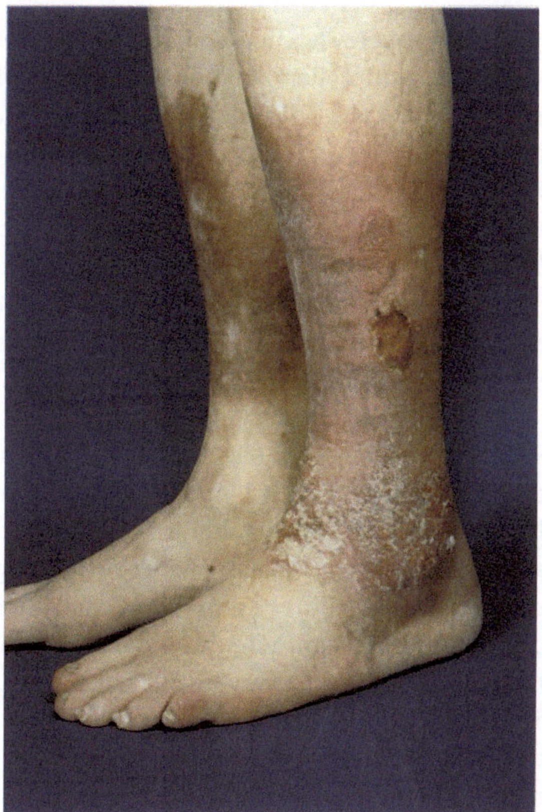

Abb. 26. Stauungsekzem bei Stammvarikosis: Die chronische Entzündung im Bereich der chronischen Stauung läßt die Haut nicht unbeeinflußt, so daß eine flächenhafte Rötung oft von Erosionen, Schuppen- und Krustenauflagerungen begleitet ist

toxischen oder allergischen Kontaktekzemen, die differentialdiagnostisch weiter abgeklärt werden müssen.

1.5 Behandlungsziele

Ziel der Ekzemtherapie ist die rasche Besserung der Erkrankung bei optimalem Nutzen-Risiko-Verhältnis. Dabei muß zwischen einer symptomatischen und einer kausalen Therapie unterschieden werden. Wenn möglich, sollten die Faktoren, die zur Entstehung des

Ekzems führen, eliminiert werden. Zum Beispiel ist das Meiden kausaler Faktoren der Grundpfeiler, auf dem die Therapie des allergischen Kontaktekzems ruht. Eine symptomatische Therapie ist, wenn das kausale Agens gefunden und eliminiert worden ist, nicht mehr notwendig.

Leider ist die Ursache und Pathogenese der meisten Ekzemerkrankungen nicht bekannt. Deshalb wird der Arzt viele Ekzemerkrankungen rein symptomatisch behandeln müssen. Bei der Behandlung akuter Ekzemerkrankungen mit potenten Kortikosteroiden ist zwar eine Besserung des klinischen Befundes zu beobachten, es kommt aber nach Absetzen dieser symptomatischen Therapie häufig zu Rezidiven. Stellt sich ein chronischer Verlauf der entsprechenden Ekzemerkrankung ein, sind die Faktoren (z. B. Irritantien), die zur Unterhaltung des Ekzems führen, herauszuarbeiten und zu meiden. Eine geeignete Hautpflege, die zur Wiederherstellung einer gestörten Hornschichtbarriere führt, kann die Penetration von Fremdstoffen verhindern bzw. minimieren und die Anzahl der Rezidive vermindern. Bei der Behandlung von Ekzemerkrankungen, die einen chronischen Verlauf zeigen, sollte zudem an präventive Maßnahmen gedacht werden, zu denen z. B. eine geeignete Hautpflege gehört (Schäfer-Korting u. Korting 1992).

1.5.1 Lokale Therapie

Bei der Auswahl eines lokal wirksamen Therapeutikums sind einige praktische Aspekte zu berücksichtigen: Erstens ist die lokale Therapie des Ekzems stadienabhängig und zweitens müssen die erforderliche Stärke des entsprechenden Wirkstoffs und die Galenik des ausgewählten Präparats an den Hautzustand und an die Körperlokalisation adaptiert sein. Zudem muß die Löslichkeit des Wirkstoffs in seinem Vehikel berücksichtigt werden, da die Aufnahme des Wirkstoffs in die Haut besser erfolgt, wenn dieser in Lösung vorliegt als bei einer Suspension. Ein zur Lokaltherapie des Ekzems geeigneter Wirkstoff ist in einer ungeeigneten galenischen Zubereitung unwirksam. Die Anforderungen an ein optimales Dermatikum sind vielschichtig (Tabelle 5). Die Kunst der dermatologischen Lokalthe-

Tabelle 5. Anforderungen an ein optimales Dermatikum

Eigenschaften eines optimalen Dermatikums
Spezifische lokale Wirksamkeit
Keine Toleranzentwicklung
Gute Hautverträglichkeit
Keine Sensibilisierung
Ausschluß der systemischen Resorption
Keine unerwünschten Arzneiwirkungen
Anwendungsfreundlichkeit
Wirtschaftlichkeit

rapie besteht in der Auswahl eines geeigneten Lokaltherapeutikums aus dem Angebot der sehr großen Zahl an Fertigpräparaten oder Magistralrezepturen.

Die galenische Zubereitung eines Externums trägt wesentlich zum therapeutischen Erfolg bei. Im allgemeinen werden zur Behandlung des trockenen Ekzems Salben oder Fettsalben bevorzugt, da diese Vehikel zu einer verstärkten Hydratisierung des Stratum corneum beitragen. Im akut-nässenden Stadium des Ekzems sollten lokal feuchte Umschläge, z. B. mit physiologischer Kochsalzlösung, eingesetzt werden. Bei nässenden Ekzemen empfiehlt sich die Anwendung einer kortikosteroidhaltigen Milch, Creme oder eines Schaums. Die Anwendung einer Salbe verbietet sich in diesem Entzündungsstadium. Zur Therapie der behaarten Hautareale eignen sich Lösungen, während die Anwendung von Lotionen oder Pasten in den intertriginösen Bereichen zu empfehlen ist. Werden diese Regeln der dermatologischen Lokaltherapie nicht berücksichtigt, kann ein Therapieerfolg, trotz Auswahl des richtigen Wirkstoffs, ausbleiben.

Bei der Auswahl eines Therapeutikums ist jedoch nicht nur auf den Wirkstoff und die galenische Zubereitung, sondern auch auf die Zusatzstoffe zu achten (Schöpf et al. 1997). Die epidermale Barriere ist bei allen Ekzemformen gestört. Die Penetration von Fremdstoffen ist somit erleichtert. Bei der Lokaltherapie des Ekzems sind deshalb Externa, die stark sensibilisierende Zusatzstoffe, wie z. B. einige Duft- und Konservierungsstoffe, enthalten, nicht empfehlenswert. Jedes Externum sollte deshalb auf seine Zusammensetzung hin untersucht werden. Dazu gehören nicht nur dermatologische, sondern auch pharmazeutische und allergologische Kenntnisse.

1.5.2 Systemische Therapie

Bei der Therapie des Ekzems ist meistens eine Lokalbehandlung ausreichend. So können die Befundbesserung erzielt und systemische Nebenwirkungen weitgehend vermieden werden. Sind allerdings mehr als 25% der Körperoberfläche erkrankt, ist es zu schweren Superinfektionen des Ekzems gekommen oder liegt eine Generalisation vor, ist die systemische Therapie der Lokaltherapie vorzuziehen.

Bei stark pruriginösen Ekzemformen ist die perorale Gabe eines Antihistaminikums indiziert (s. 2.2). Die Therapie des Juckreizes durch Antihistaminika hilft, den circulus vitiosus „Juckreiz-Kratzen-Ekzem-Juckreiz" zu durchbrechen und verbessert somit die Lebensqualität des Betroffenen. Häufig werden bei stationären Patienten sedierende Präparate der ersten H_1-Antagonistengeneration, wie Clemastin und Dimetinden (Tavegil®, Fenistil®) bevorzugt, da diese nicht nur den circulus vitiosus durchbrechen, sondern zudem den Patienten beruhigen.

Im akuten Stadium des Ekzems, d. h. bei ausgeprägter Symptomatik und/oder großflächigem Nässen, sind Kortikosteroide intern am wirksamsten. Die perorale Kortikosteroidtherapie hat den Vorteil, daß die gewünschte Wirkung schnell eintritt und nach Absetzen der Medikation keine Depotwirkung vorliegt. Viele immunsuppressive und antientzündliche Effekte der Kortikosteroide halten nur kurz an, sie korrelieren mit der Steroiddosis und der Plasmahalbwertszeit des Kortikosteroids. Wegen der unphysiologischen Freisetzung der Kortikosteroide (s. unten) sind intramuskuläre Applikationen nicht mehr üblich.

2 Arzneistoffe

2.1 Kortikosteroide

Kortikosteroide gehören zu den wertvollsten und wichtigsten Medikamenten in der Behandlung von Ekzemerkrankungen. Vorurteile in der Laienpresse gegen diese Substanzklasse sind durch ihre in der Vergangenheit unveranwortliche Anwendung immer noch weit verbreitet. Für rational Denkende ist es immer wieder erstaunlich, mit welcher Vehemenz Kortikosteroide von verunsicherten Patienten und Ärzten abgelehnt werden, obwohl nicht-steroidale Alternativen zur Zeit kaum verfügbar sind. Durch die rechtzeitige und gezielte Anwendung der Kortikosteroide können akute Ekzemschübe kupiert, der Krankheitsverlauf insgesamt verkürzt und somit der Gesamtverbrauch an Kortikosteroiden reduziert werden. Den Patienten mit Ekzemerkrankungen Kortikosteroide vorzuenthalten, entspricht fast der unterlassenen Hilfeleistung.

2.1.1 Applikationsformen

Es muß zwischen einer systemischen und einer topischen Kortikosteroidtherapie entschieden werden. Wenn mehr als 25% der Körperoberfläche erkrankt sind, kann eine initiale kurzfristige systemische Kortikosteroidtherapie gegenüber der alleinigen topischen Behandlung sinnvoll sein.

Die Gabe des Kortikosteroids in einer einzigen täglichen Applikation hat viele Vorteile. Besonders wichtig ist, daß das morgens eingenommene Kortikosteroid die Hypothalamus-Hypophysen-Nebennierenrinden-Achse sehr viel weniger beeinflußt als bei der wiederholten Anwendung über den Tag. Die morgendliche Gabe von

8 mg Methylprednisolon (Urbason®) oder 1,5 mg Betamethason (Celestamine®) führt zu einer geringeren Nebennierensuppression als die Gabe von 2 mg Methylprednisolon alle 6 Stunden bzw. 0,5 mg Betamethason alle 3 Stunden. Auch erinnert sich der Patient leichter daran, das Arzneimittel einzunehmen, d. h. die Compliance ist besser.

Die externe Therapie mit Kortikosteroiden ist keine Routinebehandlung, sondern eine ärztliche Kunst, die erlernt werden muß. Bei der Auswahl eines lokal wirksamen Kortikosteroids ist die erforderliche Wirkstärke zu berücksichtigen und die galenische Zubereitung an den Hautzustand und die Körperlokalisation zu adaptieren. Kortikosteroidhaltige Salben oder Fettsalben eignen sich bei der Therapie des trockenen Ekzems, während eine Milch oder Creme bei den akut-entzündlichen Formen eingesetzt werden. Zur Therapie der behaarten Hautareale eignen sich Lösungen, während die Anwendung von Lotionen oder Pasten in den intertriginösen Bereichen zu empfehlen ist.

Einige topisch angewendete Kortikosteroide, wie z. B. das Methylprednisolonaceponat (Advantan®) oder Mometason-17-(2-furoat) (Ecural®), werden aus dem Stratum-corneum-Reservoir nur sehr langsam freigesetzt. Deshalb ist die wiederholte Anwendung am Tag nicht mit einer verstärkten Wirkung verbunden.

Eine weitere Rolle für die Penetration spielt die zu behandelnde Körperregion. Der Anteil der epidermalen Lipide ist im Stratum corneum der talgdrüsenreichen Körperareale, wie z. B. Skrotum, Augenlider und Gesicht, höher als in den talgdrüsenfreien Körperarealen, wie z. B. Palmae und Plantae. Die lipophilen Kortikosteroide penetrieren leichter durch die lipidreichere Hornschicht. Hydrokortison wird im Bereich der Skrotalhaut 42mal so stark resorbiert wie am Vorderarm. Angesichts der guten Penetration von Kortikosteroiden durch das Stratum corneum im Bereich von Skrotum, Augenlidern und Gesicht wurde bis zur Entwicklung der neueren nebenwirkungsarmen Kortikosteroide lediglich die kurzfristige Anwendung von schwach wirksamen Kortikosteroiden in diesen Regionen erlaubt. Dagegen werden bei der Therapie des Ekzems an Hand- und Fußrücken, insbesondere der Palmae und Plantae, stärkere Kortikosteroide in der entsprechenden Grundlage bevorzugt.

Zu beachten ist ferner die stärkere Penetration von Kortikosteroiden durch die ekzematöse Haut als durch die unversehrte Hornschicht.

2.1.2 Wirkungsmechanismen

Die physiologische Kortisolproduktion der Nebennierenrinde unterliegt einem Feedback-Mechanismus: Bei einem Anstieg des Plasmakortisols wird die hypothalamische Kortikotropin-Releasing-Faktorenfreisetzung und damit die Freisetzung von ACTH gehemmt. Umgekehrt ist die Reaktion, wenn das Kortisol im Serum absinkt. Dieses System ist so gesteuert, daß der höchste Plasmakortisolspiegel morgens gegen acht Uhr besteht und zu seinem tiefsten Spiegel ungefähr zwölf Stunden später abfällt. So erklärt sich, daß die morgendliche Gabe des Kortikosteroids die geringste Auswirkung auf die Hypophysen-Nebennierenrinden-Achse besitzt.

Voraussetzung für die Wirksamkeit von Kortikosteroiden am Integument ist die Existenz von entsprechenden Rezeptoren, die in der Epidermis und im Papillarkörper in hohen Konzentrationen vorhanden sind. Nach der Diffusion durch die Zellmembran bindet das Kortikoidmolekül an ein spezifisches Rezeptorprotein. Der Glukokortikoid-Rezeptor-Komplex wird in den Zellkern transportiert und wirkt dort an glukokortikoidsensitiven Elementen der DNS als Transkriptionsfaktor. Hierdurch kommt es zu einer Beeinflussung der mRNS-Synthese und zu einer veränderten Syntheserate verschiedener Proteine. Lipocortin, ein potenter Inhibitor des Enzyms Phospholipase A2, ist eines dieser Proteine. Phospholipase A2 setzt während des Entzündungsgeschehens Arachidonsäure aus den Zellmembranen frei. Aus Arachidonsäure werden Prostaglandine und Leukotriene synthetisiert. Über die Beeinflussung der Lipocortinsynthese vermitteln die Kortikosteroide die Hemmung des ersten Schritts in der Biosynthese der Entzündungsmediatoren.

Eine zentrale Bedeutung im Zusammenhang mit der antiinflammatorischen Wirkung von Kortikosteroiden kommt der vasokonstriktorischen Wirkung zu, die die Rückbildung des Erythems erklärt. Die vasokonstriktorischen Wirkungen sind eng mit der klinischen Wirksamkeit der Kortikosteroide verbunden und werden als

Parameter zur Einstufung der klinischen Effektivität genutzt. Die Aktivität (Wirkungsstärke) der Kortikosteroide wird durch die Halogenierung, durch die Einfügung von Chlor- oder Fluoratomen, erreicht.

2.1.3 Wirksamkeit

Die Wirksamkeit systemisch und topisch einsetzbarer Kortikosteroide wurde wiederholt in aufwendigen klinischen Prüfungen demonstriert. Ein lokal wirksames Kortikosteroid muß an seinem Zielort in der Haut biologisch verfügbar sein, um seine therapeutischen Wirkungen entfalten zu können. Nur ein Bruchteil (<1%) des topisch applizierten Kortikosteroids soll von der Epidermis aufgenommen werden. Deshalb sind Unterschiede in der therapeutischen Wirksamkeit und der biologische Effekt eher auf die verschiedenen Wirkungsstärken der Kortikosteroide als auf Unterschiede in der perkutanen Resorption zurückzuführen. Eine wesentliche Steigerung der Wirksamkeit ist jedoch durch Okklusion möglich. Okklusion, zum Beispiel mit Hilfe einer Plastikfolie, erhöht die perkutane Resorption des lokal angewendeten Kortikosteroids um das Fünf- bis Zehnfache. Bei dieser Anwendung muß mit Nebenwirkungen, wie einer verstärkten Hautatrophie, Mazeration und systemisch mit einer Hemmung der Hypophysen-Nebennierenrinden-Achse gerechnet werden.

2.1.4 Pharmakokinetik

Die Pharmakokinetik topisch oder systemisch applizierter Kortikosteroide hängt von ihrer Struktur und Einwirkungsdauer ab. Alle externen Kortikosteroide besitzen als einheitliche Grundstruktur ein C_{21}-Pregnan-Grundgerüst. Die meisten Kortikosteroide sind Abwandlungsprodukte des Prednisolons, wie z. B. Dexamethason, Triamcinolon und Betamethason. Eine bessere Bioverfügbarkeit der Steroidkörper wird durch eine stärkere Lipophilie bewirkt. Dies gelingt z. B. über die Einfügung von Seitenketten oder durch die Veresterung der hydrophilen OH-Gruppen.

Obwohl im Vergleich zu anderen topisch angewendeten Wirkstoffen die Resorptionskinetik der lokal applizierbaren Kortikosteroide eingehend untersucht wurde, ist das Verständnis noch immer unvollständig. Eine Resorption topisch applizierter Kortikosteroide ist dann von klinischer Relevanz, wenn sie auf große Hautflächen (10% der Körperoberfläche) über längere Zeit (2–4 Wochen) angewendet werden, da dann große Mengen in den Kreislauf gelangen können.

2.1.5 Indikationen

Die dermatologischen und internistischen Indikationen zur Kortikosteroidtherapie sind vielschichtig. Kortikosteroide gehören zu den wertvollsten und wichtigsten Medikamenten in der Behandlung von Ekzemerkrankungen. Insbesondere zur Behandlung des akut exazerbierten Ekzems ist die Anwendung dieser Substanzklasse unverzichtbar.

2.1.6 Klassifikation topischer Kortikosteroide

Etwa 50 verschiedene topische Kortikosteroide (in verschiedenen Zubereitungsformen) werden heute dem Therapeuten zur Behandlung des Ekzems angeboten. Ihre Klassifikation richtet sich entweder nach ihrem Grundgerüst sowie der Struktur ihrer Seitenketten oder nach ihrer klinischen Wirksamkeit. Die lokal wirksamen Kortikosteroide stammen entweder von Hydrocortison, Prednisolon oder selten von Dehydrokortikosteron ab. Die Substitution an Position 6, 9 und 16 des Steroids beeinflußt die Wirkintensität, die Modifizierung der Seitenketten insbesondere die Pharmakokinetik des Moleküls.

Die Klassifikation topischer Kortikosteroide nach Niedner richtet sich nach der relativen antiinflammatorischen Wirkung (Tabelle 6a, b, c). In Deutschland üblich ist eine Einteilung in vier Gruppen

Tabelle 6a. Klassifikation topischer Kortikosteroide nach Niedner. Auswahl einiger Klasse 1 Kortikosteroide ohne Gewähr auf Vollständigkeit

Wirkstoff	[%]	Handelsname
Klasse 1 *schwach wirksam*		
Hydrocortison	0,25	Hydrocort® mild Creme
	je 0,50	Hydrocortison-Wolff® Creme/Lotio
	je 0,50	Munitren® H fettend/fettarm
	0,50	Hydroderm HC 0,5% Creme
	1,00	Remederm HC Creme Widmer
	je 1,00	Hydrogalen® Creme/Lsg. /Lotion/Salbe
	1,00	Hydrocortison-Wolff® Creme
	1,00	Dermallerg-ratiopharm® Creme
Hydrocortisonacetat	0,2	Latimit® Salbe
	0,25	Soventol® Hydrocortison
	0,50	Ficortril® Augensalbe 0,5%
	0,50	velopural OPT Salbe
	1,00	Hydrocortison Salbe Mago KG
	1,00	Ebenol® 1% forte
	je 1,00	Sagittacortin® Creme/Salbe
	1,00	hydrocort von ct Salbe
	2,50	Ficortril® Augensalbe 2,5%
Clobetasonbutyrat	je 0,05	Emovate® Creme/Salbe
Clocortolonpivalat plus Clocortolonhexanoat	je 0,03	Kabanimat® Creme/Salbe
Fluocortinbutylester	je 0,75	Vaspit® Creme/Salbe/Fettsalbe
Prednisolon	je 0,25	Prednisolon Creme/Salbe LAW
Prednisolon	0,40	Linola®-H-Fett N Creme
	0,40	Linola®-H N Creme
Triamcinolonacetat	0,0125	Volonimat® Spray N
Triamcinolonacetat	je 0,025	Volonimat® Creme/Salbe N

Tabelle 6b. Klassifikation topischer Kortikosteroide nach Niedner. Auswahl einiger Klasse 2 Kortikosteroide ohne Gewahr auf Vollständigkeit

Wirkstoff	[%]	Handelsname
Klasse 2 *mittelstark wirksam*		
Betamethasonvalerat	je 0,05	Betnesol® V mite Creme/Salbe
Clocortolonpivalat plus Clocortolonhexanoat	je 0,10	Kaban® Creme/Salbe
Desonid	0,19	Sterax® 0,1% Creme
Desoximethason	0,05	Topisolon® mite Salbe
Flumetasonpivalat	je 0,02 je 0,02	Locacorten® Creme/Salbe/Lotio Cerson® Creme/Salbe/Liquidum
Flupredniden-21-acetat	0,15 je 0,10 0,05	Decoderm® Tinktur Decoderm® Paste/Creme Decoderm® Salbe
Fluocinolonacetonid	0,01	Jellisoft® Creme
Hydrocortisonaceponat	je 0,13	Retef® Creme/Salbe
Hydrocortisonbutyrat	je 0,10 je 0,10	Alfason® Creme/Salbe/CreSa/Lotio Laticort® Creme 0,1%/Salbe 0,1%
Hydrocortisonbuteprat	je 0,10	Pandel® Creme/Salbe/CreSa
Methylprednisolon-aceponat	je 0,10	Advantan® Creme/Salbe/Fettsalbe
Prednicarbat	je 0,25	Dermatop® Lsg. (mit Schaumapplikator) / Creme/Salbe/Fettsalbe
Triamcinolonacetonid	0,0089 je 0,025	Volon® A Spray N Extracort® Creme/-N Salbe
Triamcinolonacetonid	je 0,10	Delphicort® Creme/Salbe Kortikoid-ratiopharm® F Salbe/Crem Triamgalen® Creme/Salbe/Lotio TriamCreme/-salbe Lichtenstein Triamcinolon Creme Wolff® Volon® A Creme/Salbe/Lotio N Volon® A Spray N (pro Hub 0,05 g)

Tabelle 6c. Klassifikation topischer Kortikosteroide nach Niedner. Auswahl einiger Klasse 3 und Klasse 4 Kortikosteroide ohne Gewähr auf Vollständigkeit

Wirkstoff	[%]	Handelsname
Klasse 3 stark wirksam		
Aclomethason	je 0,05	Delonal® Creme/Salbe
Amcinonid	je 0,10	Amciderm® Lotio/Creme/Salbe/Fettsalbe
Betamethasonvalerat	je 0,10	Celestan® V Creme/Salbe
	je 0,10	Cordes® Beta Creme/Salbe
	je 0,10	Betagalen® Creme/Salbe/Lotion/Lösung
	je 0,10	BetaCreme/BetaSalbe Lichtenstein
	je 0,10	Betnesol®-V Creme/Salbe/Lotio/crinale Lösung
	0,10	Betamethason Wolff® Creme
Betamethason-dipropionat	je 0,05	Diprosis® Gel/Salbe
		Diprosone® Lösung/Creme/Salbe
	0,025	Euvaderm® Creme
Dexamethason	0,025	Dexa Loscon® mono Lösung
	je 0,05	Dexamethason Creme/Salbe LAW
	je 0,05	Anemul® mono Creme/Salbe
	0,08	Dexamethason Wolff®
	je 0,10	Cortidexason N Salbe/Fettsalbe
Desoximetason	je 0,25	Topisolon® Salbe/Fettsalbe/Lotio
Diflorasondiacetat	je 0,05	Florone® Creme/Salbe/Lösung
Diflucortolonvalerat	je 0,10	Nerisona® Creme/Salbe/Fettsalbe
Flucortolon plus Fluocortolonhexanoat	je 0,025	Ultralan® Milch/Creme/Salbe/Fettsalbe/Fettspray
Fluocinolonacetonid	je 0,025	Jellin® Creme/Salbe/Lotio/Gel
	je 0,025	Flucinar® Creme/Salbe
Fluocinonid	je 0,05	Topsym® Creme/Salbe/Fettsalbe/Lösung
Halcinonid	je 0,10	Halog® Salbe/Fettsalbe
Mometasonfuroat	je 0,10	Ecural® Lösung/Salbe/Fettcreme
Klasse 4 sehr stark wirksam		
Diflucortolonvalerat	0,30	Nerisona® forte Fettsalbe
Clobetasolpropionat	je 0,05	Dermoxin® Creme/Salbe
		Dermoxinale® Lösung
	je 0,05	Karison® Creme/Salbe/Fettsalbe/crinale Lösung

(Niedner 1992). Die Gruppen repräsentieren schwach wirksame (Klasse 1), mäßig wirksame (Klasse 2), stark wirksame (Klasse 3) und sehr stark wirksame (Klasse 4) Kortikosteroide. Dabei ist zu beachten, daß Präparate einer Gruppe nur annähernd gleich wirksam sind.

Eine Zunahme der Wirkstärke führt nicht notwendigerweise zu einer verbesserten Nutzen-Risiko-Relation. Im Gegenteil, systemische und lokale Nebenwirkungen treten bei Anwendung der stärksten Kortikosteroide eher auf. Kortikosteroide können als Fertigpräparat oder als Magistralrezeptur eingesetzt werden. Muß eine großflächige Anwendung erfolgen, ist die Magistralrezeptur häufig preisgünstiger, was für kleine Mengen (ca. 25 g) nicht unbedingt zutrifft. Kleine Mengen des fluorierten Kortikosteroids Triamcinolonacetonid sind z. B. als Fertigpräparat (Triamcinolon Wolff® Creme 15 g oder Triamgalen® Creme/Salbe 25 g, TriamCreme/Salbe Lichtenstein 25 g) preiswerter als entsprechende Magistralrezepturen. Zudem kann die Galenik von den jeweiligen Firmen garantiert werden. Den Einsatz von Magistralrezepturen mit Kortikosteroiden halten wir nur in besonderen Fällen für sinnvoll, und bevorzugen aus verschiedenen Gründen die Verwendung von Fertigpräparaten.

Clobetasolpropionat (Dermoxin®) besteht aus einem Glukokortikoidgrundkörper mit zwei Chlor-Atomen und einem Fluor-Atom und ist das stärkste topische Kortikosteroid (Klasse 4, s. Tabelle 6c).

Die neueren Kortikosteroidexterna wurden mit dem Ziel entwikkelt, eine vergleichsweise starke therapeutische Wirkung bei einem Minimum an lokalen und systemischen Nebenwirkungen zu erreichen (Korting et al. 1992). Diese Substanzen zeichnen sich durch eine verbesserte Nutzen-Risiko-Relation aus, indem sie ein geringes Atrophogenitätspotential bei hoher antiinflammatorischer Wirksamkeit aufweisen. Durch Verzicht auf die Halogenierung werden unerwünschte Arzneimittelwirkungen wesentlich vermindert, und durch die doppelte Veresterung in Position 17 und 21 bleibt die mittlere Wirkstärke erhalten. Die Einführung der beiden Estergruppen steigert nämlich die Lipophilie des Moleküls und geht deshalb mit einer verbesserten Penetration durch die Hornschichtbarriere einher.

Methylprednisolonaceponat

Dieses nichthalogenierte Kortikosteroid ist ein Diester mit einer Propionatgruppe an Position 17 und einer Acetatgruppe an Position 21. In der Haut wird Methylprednisolonaceponat (Advantan®) zu einem aktiveren Metabolit, dem Methylprednisolon-17-propionat, hydrolysiert. Bei hoher Affinität zum Kortikosteroidrezeptor und hoher Lipophilie übt Methylprednisolonaceponat lokal eine starke antiinflammatorische Wirkung aus. Methylprednisolonaceponat wird aus dem Stratum-corneum-Reservoir nur langsam freigesetzt, deshalb ist die einmal tägliche Anwendung genauso wirksam wie die wiederholte Anwendung. Die Wirksamkeit, die gute lokale Verträglichkeit und das seltene Vorkommen systemischer Nebenwirkungen wurden gut dokumentiert (Täuber 1994; Fritsch 1992). Obwohl dieses Kortikoid als mittelstark wirksam eingestuft wird (s. Tabelle 6b), ist das Atrophierisiko insgesamt gering. Bedingt auch durch die geringen systemischen Wirkungen weist Methylprednisolonaceponat ein günstiges Nutzen-Risiko-Verhältnis auf. Advantan® ist als Creme, Salbe oder Fettsalbe zu je 15, 25 und 50 g sowie als Lösung erhältlich.

Mometason-17-(2-furoat)

Mometason-17-(2-furoat) (Ecural®) leitet sich vom Grundgerüst des Prednisolons ab. Wie Betamethason besitzt Mometason eine Methylgruppe in 16-Stellung, jedoch abweichend von Betamethason zwei Chlorsubstituenten in Position 9 und 21. Bei Mometasonfuroat wurde durch Einführung der Heteroarylester-Gruppe 2-furoat eine höhere Lipophilie des Wirkstoffs und Penetration in die Haut erreicht. Die sterische Behinderung des metabolischen Abbaus durch die Furoat-Seitenkette führt zu einer langen Verweildauer der Substanz in den Hautgeweben und zu einer langanhaltenden antientzündlichen Wirkung. Deshalb ist eine einmal tägliche Applikation ausreichend, wodurch auch die Compliance des Patienten verbessert wird. In-vitro-Untersuchungen zeigten, daß Mometasonfuroat die Synthese bzw. Freisetzung der Zytokine Il-1, Il-6 und TNF-α inhibiert. Die hohe Wirkstärke und der frühe Wirkungseintritt der Substanz könnten somit auf die rasche Unterdrückung dieser proinflammatorischen Mediatoren zurückzuführen sein.

Die Wirksamkeit von Mometasonfuroat bei Ekzemerkrankungen wurde in zahlreichen klinischen Studien belegt (Nashan et al. 1996). Es erwies sich in der Behandlung des atopischen Ekzems, des allergischen Kontaktekzems und des seborrhoischen Ekzems im Vergleich zu Hydrocortisonbutyrat, Triamcinolonacetonid, Fluocinolonacetonid, Prednicarbat, Betamethasonvalerat oder Clobetasonbutyrat als gleich gut wirksam. Die vasokonstriktorischen Eigenschaften von Mometasonfuroat waren mit denen von Betamethasondipropionat (Diprosis® oder Diprosone®) vergleichbar. Zudem ist die unerwünschte systemische Resorption von Mometasonfuroat sehr gering. Studien an gesunden Probanden ergaben, daß 8 Stunden nach Applikation einer Mometasonfuroat-Fettcreme oder -salbe weniger als 1% des Wirkstoffs systemisch aufgenommen wurde. Man darf also bei Mometasonfuroat von einem fehlenden negativen Feedback auf die Hypothalamus-Hypophysen-Nebennieren-Achse ausgehen.

Die topische Anwendung von Kortikosteroiden im Gesicht und an den intertriginösen Stellen wurde bisher wegen der lokalen Nebenwirkungen wie Hautatrophie, Teleangiektasien und Striaebildung weitgehend auf nichthalogenierte topische Kortikosteroide mit der schwächsten Wirkung beschränkt. Nach der Applikation von Mometasonfuroat im Gesicht und an den intertriginösen Stellen über eine Dauer von 2 Wochen wurden weder eine Hautatrophie, Striaebildung noch Teleangiektasien beobachtet. Die starke antientzündliche Aktivität bei gleichzeitiger ausgezeichneter Verträglichkeit erlaubt nun auch die Anwendung eines stark wirksamen Kortikosteroids (s. Tabelle 6c) an empfindlichen Hautregionen und bei Ekzemerkrankungen im Kindesalter. Ecural® wird als Fettcreme und Salbe zu je 10, 20, 50 und 100 g sowie als Lösung zu 20 oder 50 ml angeboten.

Empfehlenswert sind für die Behandlung umschriebener Stellen das mittelstark wirksame Methylprednisolonaceponat (Advantan®) oder stark wirksame Mometason-17-(2-furoat) (Ecural®). Die Anwendung für größere Flächen über eine längere Therapiedauer erscheint zwar zunächst als nicht preisgünstig, allerdings ist durch ihre

Potenz meist eine vergleichsweise kurze Applikationsdauer ausreichend. Somit ist letztendlich auch im Vergleich zu anderen Externa bzw. Magistralrezepturen eine kosteneffiziente Therapie gewährleistet.

2.1.7 Unerwünschte Arzneiwirkungen

Kortikosteroide wirken antiproliferativ, d. h. sie hemmen die epidermale und dermale Mitoserate und die DNA-Synthese. Klinisch äußert sich dies in einer Verdünnung der Haut und Reduktion der Kollagenfaserbildung, die zu der Steroidatrophie führen und damit die Grundlage der sogenannten „Kortisonphobie“ bilden. Die unerwünschten kutanen Arzneiwirkungen der Kortikosteroide umfassen Atrophie, Striae, Akne, Follikulitis und Rosazea. In der Kutis kommt es vermehrt zu Teleangiektasien und einer erhöhten Gefäßbrüchigkeit, die sich als Purpura manifestiert. Diese Komplikationen beobachtet man vor allem intertriginös und bei älteren Patienten. Sie korrelieren direkt mit der Stärke des verwendeten Präparates und der Dauer der Therapie. Für die längerfristige, kontinuierliche Anwendung bei den subakut-chronischen Verläufen eines Ekzems werden deshalb fluorierte, stark wirksame Kortikosteroide nicht empfohlen.

Im Gesicht führen fluorierte Kortikosteroide bei mehrwöchiger topischer Anwendung besonders häufig zu akneiformen und rosazeaartigen Krankheitsbildern mit Pusteln, Teleangiektasien und persistierenden Erythemen. Diese Komplikationen bilden sich erst innerhalb mehrerer Wochen nach Absetzen der Kortikosteroide zurück. Manifeste Atrophie und Striae sind dagegen im allgemeinen nicht reversibel.

Kortikosteroide können darüber hinaus eine periorale Dermatitis mit symmetrisch angeordneten follikulären Papeln und Pusteln um den Mund auslösen, wobei charakteristischerweise um die Lippen ein Areal frei bleibt. Ab einer 4wöchigen Anwendung ist im Augenbereich die Gefahr der Entwicklung eines Glaukoms gegeben.

Kortikosteroide können paradoxerweise auch ein allergisches Kontaktekzem hervorrufen. Dies gilt keineswegs nur für die Gesamtzubereitung in dem Sinne, daß Bestandteile der Grundlage als Allergen wirken würden, sondern auch für das Kortikosteroid selbst. Bei etwa 2–5% aller Patienten mit einem Kontaktekzem ist die Ursache eine Kortikosteroidallergie. Dies gilt insbesondere für Patienten mit einem Stauungsekzem, also einem Ekzem im Unterschenkelbereich, da häufig über einen langen Zeitraum Kortikosteroide für die Therapie im Unterschenkelbereich verschrieben werden.

Die topische Applikation älterer, stärkerer Kortikosteroidpräparate kann auch zu systemischen Nebenwirkungen Anlaß geben. Gefürchtet ist die Suppression der Hypophysen-Nebennierenrinden-Achse. Dies ist insbesondere dann zu erwarten, wenn große Flächen über eine längere Zeit topisch behandelt werden, Okklusion angewendet wird, oder hohe Konzentrationen des Wirkstoffs unter Einsatz von Penetrationsförderern, wie z. B. Propylenglykol (Tabelle 7), zum Einsatz kommen. Exemplarisch zu nennen ist die Kombination von Propylenglykol als Penetrationsförderer und Betamethasondipropionat (Diprosis®-Gel/-Salbe) unter Okklusion. Eine penetrationsfördernde Wirkung besitzt auch Salicylsäure (z. B. Diprosalic-Creme®). Bei sachgemäßer Anwendung der Kortikosteroide tritt diese Nebenwirkung allerdings so gut wie nicht auf.

Bei Kindern ist bei langfristiger Behandlung mit topischen Kortikosteroiden auf das Größenwachstum zu achten, da insbesondere wegen der relativ großen Körperoberfläche eine verstärkte perkutane Resorption dieser Präparate möglich ist.

Im Blutbild beobachtet man eine Lymphozytopenie, Eosinophilie, Monozytopenie und eine neutrophile Granulozytose. Diese Effekte sind nach Absetzen der Kortikosteroide reversibel.

Eine Hauptkomplikation bei der oralen Kortikosteroidtherapie ist die Osteoporose. Diese Wirkung beruht vermutlich auf Störungen des Vitamin-D-Stoffwechsels, die zu einer verringerten gastrointestinalen Resorption von Calcium führen. Das betrifft vor allem ältere Patienten, Frauen in der Postmenopause und Patienten mit unzureichender Calciumzufuhr mit der Nahrung. Auch eine Hypovitaminose D verstärkt die Osteoporose, während die Substitution mit Vitamin C das Risiko verschiedener kataboler Effekte der Kortikosteroide auf die Kollagensynthese reduziert.

Tabelle 7. Kortikosteroide in Kombination mit Propylenglykol als penetrationsförderndem Zusatz. Auswahl ohne Gewähr auf Vollständigkeit

Wirkstoff	Handelsname	Hersteller
Aclometason	Delonal® Creme/Salbe	Essex Pharma
Amcinonid	Amciderm® Fettsalbe	Hermal
Betamethasonbenzoat	Euvaderm® Creme	Parke-Davis
Betamethasonbenzoat	Diprosis® Salbe/Gel	Essex Pharma
Betamethasonvalerat	Betagalen® Creme/Lösung/Lotion	Pharmagalen
	Bethametason® Creme	Wolff
Clobetasolpropionat	Dermoxin® Creme/Salbe	Glaxo Wellcome
Dexamethason	Cortidexan Fettsalbe	Dermapharm
Dexamethason	Dexamethason Wolff	Wolff
Diflorasondiacetat	Florone® Creme/Lösung	Basotherm
Desonid	Sterax® 0,1%	Galderma
Fluocinolonacetonid	Flucinar® Creme/Salbe	mepharma
Fluocinolonacetonid	Jellin® Creme/Salbe	Grünenthal
Fluocinonid	Topsym® Creme/Salbe/ Fettsalbe/Lösung	Grünenthal
Fluprednidenacetat	Decoderm® Creme	Hermal
Halcinonid	Halog® Salbe	Bristol Myers Squibb
Hydrocortison	Hydrocortison Creme	Wolff
Hydrocortison	Hydrogalen® Creme/Lösung/ Lotion	Pharmagalen
	Remederm Creme	Widmer
Hydrocortison	Hydroderm HC 0,5% Creme	Karrer
Hydrocortison	Munitren® H fettend/-arm	Robuyen
Hydrocortisonacetat	Ebenol® 1% forte Salbe	Strathmann
Hydrocortisonbutyrat	Alfason® Crelo	Yamanouchi
Hydrocortisonbuteprat	Pandel® Creme/Salbe/CreSa	Basotherm
Prednisolon	Prednisolon Creme/Salbe	LAW
Mometasonfuroat	Ecural® Fettcreme/Salbe/Lösung	Essex Pharma
Triamcinolon	Delphicort® Salbe	Lederle
Triamcinolon	Triamgalen® Creme/Lotion/ Lösung	Pharmagalen
Triamcinolon	Triamcinolon Wolff® Creme	Wolff
Triamcinolon	Volon® A Creme/Lotio	Bristol Myers Squibb
Triamcinolon	Extracort Creme	Basotherm
Triamcinolon	Volonimat® Creme	Bristol Myers Squibb

2.1.8 Kontraindikationen

Die Lokaltherapie des Ekzems mit Kortikosteroiden verbietet sich bei gleichzeitig bestehenden akuten Infektionskrankheiten. Hierzu gehören die viralen und bakteriellen Erkrankungen der Haut. Ferner dürfen Kortikosteroide bei perioraler Dermatitis, Rosazea und Akne nicht angewendet werden. Die Anwendung von stark und sehr stark wirksamen Kortikosteroiden ist bei Säuglingen und Kindern nicht indiziert, wobei Mometason bei Kindern, die älter als 6 Jahre sind, zugelassen ist. Stark und sehr stark wirksame Kortikosteroide sollten nicht auf Augenlider, atrophische Haut, Wunden und Ulzera aufgetragen werden.

Die systemische Therapie des Ekzems mit Kortikosteroiden ist bei gleichzeitig bestehenden Magen-Darm-Ulzera, schwerer Osteoporose, während der virämischen Phase einer Herpesinfektion oder Varizella-zoster-Infektion sowie bei anderen Infektionskrankheiten nicht indiziert.

2.1.9 Schwangerschaft/Stillperiode

Im Tierexperiment können Kortikosteroide embryotoxisch und teratogen wirken. Die systemische Therapie des Ekzems mit Kortikosteroiden während der Schwangerschaft beim Menschen hat bisher jedoch weder eine embryotoxische noch teratogene Wirkung gezeigt. Als Vorsichtsmaßnahme sollten aber während der ersten 3 Monate der Schwangerschaft Kortikosteroide weder systemisch noch großflächig lokal verwendet werden. Auf die mögliche Bildung von Striae distensae ist bei der topischen Therapie des Ekzems mit Kortikosteroiden zu achten. Bei der topischen Therapie des Ekzems während der Schwangerschaft sind die neueren Kortikosteroide, Mometasonfuroat oder Methylprednisolonaceponat, den klassischen gegenüber zu bevorzugen.

Kortikosteroide gehen während der Stillzeit in die Muttermilch über. Eine Schädigung des Säuglings ist allerdings bisher nicht bekannt geworden. Auch während der Stillzeit gelten die üblichen Gesetzmäßigkeiten der Ekzemtherapie mit Kortikosteroiden.

2.1.10 Interaktionen mit anderen Medikamenten

Eine Wechselwirkung von systemisch verabreichten Kortikosteroiden mit Herzglykosiden, Diuretika, Antidiabetika, Enzyminduktoren für Cytochrom P450, nicht-steroidalen Antiphlogistika, ACE-Hemmstoffen, Laxantien, Chloroquin und Hydroxychloroquin sowie den Salicylaten ist bekannt. Die systemische Therapie des Ekzems mit Kortikosteroiden sollte deshalb nur in der akuten Phase des Ekzems und wenn mehr als 25% der Hautoberfläche betroffen sind, über eine kurze Dauer erfolgen.

2.1.11 Therapieschemata

Es ist empfehlenswert, die Lokaltherapie des Ekzems mit einem hochpotenten Kortikosteroid (z. B. Mometasonfuroat) zu beginnen und sobald eine Rückbildung des Ekzems eintritt, die Behandlungsintervalle zu vergrößern (z. B. durch die Applikation jeden zweiten Tag). Es kann aber auch nach Eintritt der Besserung von einem hochpotenten Kortikosteroid zu einem Kortikosteroid mit geringerer Potenz gewechselt werden. Dieses Vorgehen entspricht der Reduktion der Kortikosteroid-Dosis bei systemischer Applikation. Es orientiert sich an der Vorstellung, daß bei stärkerer Ausprägung eine entzündliche Hautkrankheit stärker unterdrückt werden muß und daß diese Notwendigkeit dann im Rahmen der zunehmenden Abheilung abnimmt. Dem steht entgegen, daß es im Rahmen der Abheilung des Ekzems zu einer zunehmenden Rekonstitution der epidermalen Barriere kommt.

Weitere Modifikationen der topischen Kortikosteroidtherapie sind die Tandemtherapie, d. h. die Applikation des Kortikosteroids und einer Basissalbe oder -creme in zwölfstündigem Abstand, sowie die Intervalltherapie, bei der das Kortikosteroid alle zwei Tage alternierend mit einer Basissalbe oder -creme appliziert wird. Das Intervall zwischen der Kortikosteroidanwendung kann dann jeweils nach Therapiestand erweitert werden. Nicht selten wird die Kortikosteroidanwendung zu schnell abgebrochen oder es werden zu geringe Mengen verwendet. Für eine Ganzkörperbehandlung muß ein

Bedarf von 20–30 g des entsprechenden Externums veranschlagt werden.

2.1.12 Kortikosteroid-Antiseptika-Kombinationen

Entzündliche ekzematöse Erkrankungen weisen häufiger höhere Zahlen an Mikroorganismen als die normale Haut auf. Im Falle derartiger Superinfektionen scheint die kombinierte Behandlung des superinfizierten Ekzems mit einem mäßig starken Kortikosteroid und einem Antibiotikum oder Antimykotikum sinnvoll, da die Heilung bei Anwendung der Kombination rascher als bei alleiniger Kortikosteroidtherapie eintritt. Klassische Kombinationspartner sind dabei Betamethason und Gentamicin (Diprogenta®) bzw. Triamcinolonacetonid und Neomycin (Volon® A Antibiotikasalbe) (Tabelle 8a). Keinesfalls darf sich der verordnende Arzt der Illusion hingeben, durch Auswahl von Kortikosteroid-Präparaten mit besonders vielen Wirkkomponenten auf eine exakte Diagnosestellung verzichten zu können, da der Nachweis der Wirksamkeit von mehr als zwei Wirkkomponenten in einem Topikum nur sehr schwer zu führen ist. Zudem darf das Sensibilisierungspotential einiger Antibiotika, die wiederholt Anwendung in der externen Therapie finden, nicht vernachlässigt werden.

Bei der Kombination von Flupredniden-21-acetat und Miconazolnitrat (Decoderm® tri) ist das breite antimikrobielle Spektrum von Azol-Antimykotika beachtlich. Sie wirken nicht nur auf unterschiedliche Hautpilze, sondern auch auf grampositive Kokken wie Staphylokokken und Streptokokken. Weitere Kortikosteroid-Antiseptika-Kombinationen sind den Tabellen 8a und b zu entnehmen.

2.2 Antiallergika

Die meisten Antiallergika sind mit Histamin chemisch verwandte Strukturen, die kompetitiv die Histaminrezeptoren im Gewebe blockieren (Antihistaminika). Histamin ist das Decarboxylierungsprodukt der Aminosäure Histidin. Am Zielorgan wirkt Histamin

Tabelle 8a. Halogenierte Kortikosteroide in Kombination mit Antiseptika. Auswahl ohne Gewähr auf Vollständigkeit

Kortikosteroid	Antiseptika	Konservierung	Handelsname
Betamethason	Gentamicinsulfat		Sulmycin® mit Celestan®-V
		Chlorocresol	-Creme
		keine	-Salbe
Betamethason	Gentamicinsulfat	Chlorocresol	Diprogenta® Creme
		keine	Diprogenta® Salbe
Betamethason	Fusidinsäure	Chlorocresol	Fucicort® Creme
Betamethason	Clotrimazol	Benzylakohol	Lotricomb® Creme
		keine	Lotricomb® Salbe
Dexamethason	Chlorhexidin Nystatin	keine	Nystalocal Salbe
Dexamethason-acetat	Clotrimazol	Benzylakohol	Baycuten® Creme
Diflucortolon-valerat	Isoconazolnitrat	keine	Travocort® Creme
Flucortinbutyl	Isoconazolnitrat	keine	Bi-Vaspit® Creme
Fluocinolon	Neomycinsulfat	Benzoat	Jellin®-Neomycin Creme
	keine		Jellin®-Neomycin Salbe
Fluocinolon	Neomycinsulfat Nystatin	keine	Jellin® polyvalent Salbe
Fluocinolon	Neomycinsulfat Nystatin	keine	Topsym® polyvalent Salbe
Flumetason-21-pivalat	Clioquinol		Locacorten®-Vioform
		keine	Creme
		keine	Paste
		keine	Salbe
Flupredniden-21-acetat	Gentamicinsulfat	keine	Decoderm® comp Creme
		keine	Decoderm® comp Salbe
Flupredniden-21-acetat	Miconazolnitrat	keine	Decoderm tri® Creme
Flupredniden-21-acetat	Nystatin	keine	Candio® Hermal Plus -Paste, -Salbe
Triamcinolon	Amphotericin	keine	Ampho-Moronal® V Salbe
		Parabene	Ampho-Moronal® V Creme
Triamcinolon	Neomycinsulfat	keine	Volon® A Salbe
Triamcinolon	Nystatin	keine	Moronal V Salbe
Triamcinolon	Nystatin	keine	Volonimat® Plus Salbe N
Triamcinolon	Chlortetracyclin	keine	Aureodelf® Salbe
Triamcinolon	Econazolnitrat	Benzoesäure	Epipevisone®

Tabelle 8b. Nichthalogenierte Kortikosteroide in Kombination mit Antiseptika. Auswahl ohne Gewähr auf Vollständigkeit

Kortikosteroid	Antiseptika	Konservierung	Handelsname
Hydrocortison	Chloramphenicol Retinolpalmitat	Benzoat	Corti-Flexiole® Ölige Lsg.
Hydrocortison	Fusidinsäure	keine	Fucidine® plus
Hydrocortison	Natamycin Neomycinsulfat	Benzoat keine	Pimafucort® Lotio Pimafucort® Salbe
Hydrocortison	Oxytetracyclin Polymyxin-B-sulfat	keine Toluol	Terracortril® Salbe Terracortril® Creme
Hydrocortison	Neomycinsulfat Diphenylpyralin	Benzoat	Topoderm® N Creme
Hydrocortison	Clotrimazol	Benzylalkohol	Canesten® HC
Prednisolon	Neomycinsulfat	Benzoat	Linola®-H-compositum N Creme

durch Bindung an den drei verschiedenen Histaminrezeptoren H1, H2 und H3. Während der H1-Rezeptor in den verschiedenen Geweben des Organismus weit verbreitet ist und nach Stimulation Bronchokonstriktion und Vasodilatation vermitteln kann, ist der H2-Rezeptor insbesondere für die Magensaftsekretion verantwortlich. Der H3-Rezeptor wurde bislang nur im zentralen Nervensystem gefunden. Seine Funktion ist noch ungeklärt. Histamin besteht aus mehreren Stereoisomeren. An den Rezeptor bindet das NH-Tautomer des Monokations.

Durch einen direkten Angriff an der glatten Muskulatur der Blutgefäße bewirkt Histamin eine Kapillarerweiterung. Die erhöhte Kapillarpermeabilität ist primär durch die Stimulation von H1-Rezeptoren verursacht und beruht auf einer Kontraktion der Endothelzellen der postkapillären Gefäße. Im allgemeinen wird die Kontraktion der extravaskulären glatten Muskulatur durch H1-Rezeptoren und die Relaxierung durch H2-Rezeptoren bewirkt.

Histamin wirkt durch Stimulation von H2-Rezeptoren positiv inotrop und chronotrop. H1-Rezeptoren sind an der verlangsamten atrioventrikulären Überleitung beteiligt, die durch die Antihistaminika kompetitiv gehemmt werden kann. Der blutdrucksenkende

Effekt wird sowohl durch H_1- als auch H_2-Rezeptoren vermittelt. Histamin ist auch in der Lage, durch Beeinflussung von H_1-Rezeptoren des zentralen Nervensystems eine erhöhte Vigilanz zu bewirken. H_3-Rezeptoren hemmen die Freisetzung von Histamin aus Nerven, die Histamin als Überträgersubstanz nutzen.

Da die Mikrovaskulatur der Haut H_1- und teilweise auch H_2-Rezeptoren enthält, eignen sich die Antihistaminika für die dermatologische Therapie. Andere Antiallergika, wie die Cromoglicinsäure, üben dagegen ihre Wirkung nicht über die Blockade der Histaminrezeptoren aus.

2.2.1 Antihistaminika

Die meisten Antihistaminika haben mit Histamin eine Seitenkette gemeinsam. Je nach Modifikation kommen neben den Alkylaminen, Ethanolaminen, Ethylendiaminen auch Propylamin-, Phenothiazin-, Piperidin- und Piperazinabkömmlinge vor (Goerz 1995). Substituenten können aromatische oder heteroaromatische Ringe sein. In neuerer Zeit wurden zahlreiche abweichende Substanzgruppen synthetisiert.

H_1-Rezeptoren-Blocker werden heute in zwei Gruppen eingeteilt: Antihistaminika der 1. Generation (nicht selektiv und sedierend, Tabelle 9a) und die der 2. Generation (selektiv und nicht sedierend, Tabelle 9b).

Antihistaminika der 1. Generation

Das erste Antihistaminikum wurde in den dreißiger Jahren entwickelt. Dieses und nachfolgende Antihistaminika der 1. Generation sind basische, lipophile Substanzen unterschiedlicher Struktur mit H_1-antagonistischer Wirkung. Durch ihre Lipophilie sind diese klassischen Antihistaminika ZNS-gängig und wirken in unterschiedlichem Maße sedierend. Die meisten der klassischen H_1-Antagonisten wirken nicht selektiv.

Tabelle 9a. Auswahl einiger sedierender Antihistaminika. Die empfohlene Standarddosierung für Erwachsene ist angegeben. Dabei entsprechen die Angaben in mg der Dosierung einer Tablette/eines Dragées (Abkürzungen s. Tabelle 9b)

Antihistaminika	Fertig-arzneimittel	t1/2	Indikationen (lt. Rote Liste 1998)	Standarddosierung für Erwachsene	Schwangersch./ Stillzeit	Gegenanzeigen
Alimemazin	Repeltin Repeltin forte		(Neuroleptikum) Pruritus	3×5 mg 3×25 mg	SS: d	
Bamipin	Soventol		Pruritus bei Dermatosen	1–2×50 mg	k. A.	
Brompheniramin	Dimegan	25 Std.	Allergie	2×12 mg	s. Text 2.2.9	
Cyproheptadin	Peritol		Kälteurtikaria, Pruritus	3×4 mg	SS: c; Stillz: e	
Chlorpheniramin	Polaronil		Allergie und Pruritus	3×2 mg	SS: c; Stillz: e	Kdr <2 J
Chlorphenoxamin	Systral		Ekzeme	Creme/Gel		
Clemastin	Tavegil	4 Std.	Allergie und Pruritus	2×1 mg	SS: a; Stillz: f	Kdr <1J
Dimetinden	Fenistil Fenistil-24-Std.		Ekzeme, atopisches Ekzem, Pruritus	3×1 mg 1×4 mg	SS: a, Stillz: f	Kdr <1J
Doxylamin	Mereprine		Allergie	2×12 mg	SS: b; Stillz: e	
Hydroxyzin	Atarax	20 Std.	Pruritus beim atop. Ekzem	2×25 mg	SS: c; Stillz: e	
Meclozin	Bonamine		Antiemetikum	2×25 mg	SS: b	
Mequitazin	metaplexan		Urtikaria, Pruritus	2×5 mg	SS: c; Stillz: e	
Oxatomid	Tinset	20 Std.	Urtikaria, Pruritus	2×30 mg	SS: c; Stillz: f	Kdr <12J
Pheniramin	Avil retard		Allergische Reaktionen	1×75 mg	SS: b	
Promethazin	Atosil		(Neuroleptikum) Ekzeme	2×25 mg	SS: a	
Triprolidin	Actifed	2 Std.		4×2,5 mg	SS: c; Stillz: e	

Tabelle 9b. Auswahl einiger nicht sedierender Antihistaminika

Antihistaminika	Fertig-Arzneimittel	tmax	Wi.-Dauer	t1/2	Indikationen	Schwangersch./Stillzeit	Gegenanzeigen
Astemizol	Hismanal	3,0 Std.	6–8 Wochen	9,5 Tage	Urtikaria, allergische Erkrankungen, Pollinosis	SS; Stillz: a	Kdr <6J
Cetirizin	Zyrtec	0,7 Std.	24 Std.	7,4 Std.	allergische Erkrankungen	SS; Stillz: a	Kdr <2J
Fexofenadin	Telfast	1–3 Std.	24 Std.	11–15 Std.	Urtikaria, allergische Erkrankungen, Pollinosis	SS; Stillz: b	Kdr <12J
Loratadin	Lisino	1,5 Std.	12–18 Std.	11–15 Std.	Pruritus, Urtikaria, Pollinosis atopisches Ekzem	SS; Stillz: a	Kdr <2J
Mizolastin	Mizollen Zolim	1,5 Std.	24 Std.	13 Std.	Pollinosis Urtikaria	SS: c; Stillz: b	Kdr <12J

Hinweise zu Gegenanzeigen bei Kindern (Kdr), die jünger als (<) ‚x' Jahre sind.
Hinweise zur Anwendung bei Schwangerschaft (SS) und Stillzeit (Stillz):
a Bei umfangreicher Anwendung am Menschen hat sich kein Verdacht auf eine embryotoxische oder teratogene Wirkung ergeben. Auch der Tierversuch erbrachte keinen Hinweis auf embryotoxische/teratogene Wirkung *b* Bei umfangreicher Anwendung am Menschen ergab sich kein Verdacht auf eine embryotoxische oder teratogene Wirkung *c* Ausreichende Erfahrungen über die Anwendung beim Menschen liegen nicht vor. Der Tierversuch erbrachte keine Hinweise auf embryotoxische teratogene Wirkung *d* Es besteht ein fetotoxisches Risiko beim Menschen. Perinatale Komplikationen beim Menschen sind beschrieben *e* Es ist nicht sicher bekannt, ob die Substanz in die Milch übergeht *f* Substanz geht in die Milch über. Eine Schädigung des Säuglings ist bisher nicht bekannt geworden *k.A.* keine Angaben

Antihistaminika der 2. Generation

Die Einführung des ersten nicht sedierenden H_1-Antihistaminikums Terfenadin stellte infolge des fehlenden zentralen Angriffs einen großen Fortschritt dar. Terfenadin ermöglichte die Therapie allergischer Erkrankungen, ohne daß es dabei zu einer unerwünschten Sedierung des Patienten kam, die die Konzentrationsfähigkeit und Sicherheit beim Autofahren und Bedienen von Maschinen einschränkt. Terfenadin-haltige Antihistaminika sind zwar heute noch der Roten Liste 1998 zu entnehmen, ihr Einsatz gilt aber wegen ihrer potentiellen kardiotoxischen Nebenwirkungen, die bei einer Hemmung des Terfenadinabbaus durch Zweitpharmaka ausgelöst werden, als obsolet. Gleiches gilt auch für Astemizol. Heute stehen mit Cetirizin, Fexofenadin, Loratadin und Mizolastin gut verträgliche, nicht sedierende Antihistaminika zur Verfügung (s. Tabelle 9b).

2.2.1.1 Wirkungen

Die meisten Antihistaminika der 1. Generation wirken nicht selektiv, sondern haben auch antagonistische Wirkungen an Serotonin-, Acetylcholin- und anderen Rezeptoren. Sie bewirken alle eine Sedierung, da sie die Blut-Hirn-Schranke passieren und zentrale Histaminrezeptoren blockieren. Die antipruriginöse Wirkung der klassischen Antihistaminika wird vor allem auf ihre sedativen Eigenschaften zurückgeführt. Diese können bei ausschließlich abendlicher Gabe in bestimmten Fällen erwünscht sein, insbesondere bei stark juckenden Ekzemerkrankungen (z. B. beim atopischen Ekzem).

Die Phenothiazinabkömmlinge (z. B. Alimemazin, Mequitazin, Promethazin) verbinden vor allem bei höherer Dosierung mit der antihistaminischen eine schwache neuroleptische Wirkung. Die sedative, z. T. auch neuroleptische Wirkung unterliegt im Gegensatz zu anderen zentralwirksamen Pharmaka keiner Tachyphylaxie. Abendliche Gaben führen im allgemeinen zur Reduktion des unbewußten Kratzens.

Die Antihistaminika der 2. Generation haben ein besonderes Profil, weil sie antiallergisch, nicht aber sedierend wirken. Letztere Eigenschaft beruht auf der geringen Lipophilie, wodurch die Blut-

Hirn-Schranke nicht überwunden wird, sowie auf einer vermehrten Affnität zu zentralen H_1-Rezeptoren (Yanai et al. 1995).

2.2.1.2 Wirkungsmechanismen

Die Mechanismen der antiallergischen Wirkung der Antihistaminika sind dann klar, wenn die Wirkungen des Histamins auf die Histaminrezeptoren verstanden sind: Bei der allergischen Soforttypreaktion erfolgt die Histaminfreisetzung aus den Mastzellen über zellständige Immunglobuline vom E-Typ (IgE). Hierzu müssen Antikörper an der Mastzelloberfläche durch das bivalente Antigen überbrückt werden. Spezifische Antigene, aber auch diverse andere chemische Histaminliberatoren üben eine Membranwirkung auf die Mastzellen aus, die zur Freisetzung von Mastzellgranula führt. Außer Histamin sind dies Zytokine (Il-6, Il-8), Serotonin u. a. Mit der Freisetzung präformierter Mediatoren aus der Mastzelle wird gleichzeitig die Synthese neuer Entzündungsmediatoren gestartet. Schlüsselenzym ist ein membranständiges Enzym, die Phospholiphase A_2. Dieses Enzym setzt Arachidonsäure aus den Phospholipiden der Mastzellmembran frei. Mittels der Lipoxygenase entstehen aus Arachidonsäure die Leukotriene; Prostaglandine und Thromboxane entstehen über den Cyclooxygenaseweg.

Histamin kann unter verschiedenen krankhaften Bedingungen, aber auch durch verschiedene Medikamente, z. B. Aminoglykoside, Hydralazin, Pentamidin, Chloroquin, diverse Opioide, Phenothiazine, im Gewebe freigesetzt werden. Auch Alkohol, erhöhte Körpertemperatur und Streß können eine Histaminfreisetzung bewirken. Vor allem bei allergischen Soforttypreaktionen kommt es zur Degranulierung dermaler Mastzellen.

Mit quantitativen Unterschieden sind die Antihistaminika der 2. Generation zusätzlich zu der Blockade von H_1-Rezeptoren in der Lage, den Calcium-Influx, der die Mastzellgranula mobilisiert, zu hemmen. Durch die Mastzellstabilisierung werden deutlich weniger Entzündungsmediatoren freigesetzt bzw. synthetisiert. Die Migration von eosinophilen Granulozyten in das Gewebe wird ebenfalls verhindert. Mit diesem pharmakologischen Profil hemmen sie sowohl histaminabhängige Reaktionen als auch allgemeine Entzündungsvorgänge an der Haut.

2.2.1.3 Wirksamkeit

An In-vitro- und In-vivo-Untersuchungen konnte gezeigt werden, daß Antihistaminika wirksame und hochspezifische Inhibitoren der H_1-Rezeptoren sind. Insbesondere die Wirksamkeit der Antihistaminika der 2. Generation ist durch kontrollierte klinische Studien belegt.

2.2.1.4 Pharmakokinetik

Die meisten Antihistaminika der 1. Generation werden über Cytochrom P450 (CYP)-Isoenzyme in der Leber metabolisiert. Die Wirksamkeit der klassischen oralen Antihistaminika tritt nach ca. 60–80 min auf und kann, je nach Präparat, über nur wenige bis 25 Stunden andauern. Für die Antihistaminika der 1. Generation sind nur wenige pharmakokinetische Daten bekannt (s. Tabelle 9a).

Die Halbwertszeit bei den Antihistaminika der 2. Generation ist meist kurz, so daß sie gut steuerbar sind (Desager u. Horsmans 1995). Wichtige pharmakokinetische Parameter sind der Tabelle 9b zu entnehmen.

2.2.1.5 Indikationen

Die dermatologischen Indikationen für H_1-Antihistaminika sind außerordentlich vielfältig. Hierzu gehören akute Krankheitsbilder wie anaphylaktischer Schock (zusammen mit Kortikosteroiden), Urtikaria, Conjunctivitis allergica (Pollinosen), das atopische Ekzem, unklare Ekzeme und Pruritus. Bei stark juckenden Ekzemformen ist die orale Gabe eines Antihistaminikums indiziert.

Die symptomatische Therapie des Juckreizes durch Antihistaminika hilft, den circulus vitiosus „Juckreiz-Kratzen-Ekzem-Juckreiz" zu durchbrechen und verbessert somit entscheidend die Lebensqualität des Betroffenen. Häufig werden sedierende Präparate der ersten H_1-Generation, wie Clemastin und Dimetinden (Tavegil® und Fenistil®) bevorzugt, da diese nicht nur den circulus vitiosus durchbrechen, sondern zudem den Betroffenen beruhigen. Bei ambulanten Kranken ist allerdings die Fahrtüchtigkeit eingeschränkt, so daß diese Medikamente nur als Nachtmedikation in Frage kommen. Selbstverständlich sind dann andere zentral wirkende Pharmaka und Alkohol zu meiden. Längerfristige Anwendung von Clemastin und Dimetinden ist auch bei Kindern (nicht jünger als 1 Jahr) möglich, z. B. als Sirup oder Lösung.

Nicht sedierende Antihistaminika wie Astemizol (Hismanal®) und Cetirizin (Zyrtec®) haben einen sehr guten Effekt auf die allergische Typ-1-Reaktion im Sinne einer allergischen Rhinitis, sind aber als Antipruriginosa schwächer wirksam. Loratadin (Lisino®) ist zur Therapie des atopischen Ekzems zugelassen. Mizolastin (Mizollen®, Zolim®) ist für die Therapie der chronisch idiopathischen Urtikaria und der allergischen Rhinitis zugelassen, könnte wegen seiner antiallergischen Eigenschaften aber auch zur Therapie des Pruritus und juckender Ekzemformen geeignet sein.

Die lokale Anwendung von Antihistaminika, z. B. Chlorphenoxamin, ist beim Pruritus nur wenig erfolgversprechend, zumal der Juckreiz nicht ausschließlich auf die Ausschüttung von Histamin zurückzuführen ist. Gelegentlich werden derartige Präparate in kühlenden Grundlagen, die gleichzeitig angenehm wirken, bei Insektenstichen und juckenden Schwangerschaftsdermatosen verwendet, wenn es gilt, systemische Behandlungsmaßnahmen möglichst zu vermeiden. Topischen Kortikosteroiden gegenüber sind sie jedoch unterlegen.

2.2.1.6 Dosierungen

Trotz neuer Erkenntnisse über die pharmakologischen Eigenschaften der einzelnen Präparate wird man bei der klinischen Anwendung von Antihistaminika auf empirische Werte nicht verzichten können, da die Ansprechbarkeit individuell unterschiedlich ist. Die Einnahme von Antihistaminika sollte in der Regel mit den Mahlzeiten erfolgen, da man auf diese Weise ihre Nebenwirkungen mildert oder reduziert, z. B. Schwäche, Schwindelgefühl, Übelkeit.

Antihistaminika der 1. Generation unterscheiden sich durch ihre Molekülstruktur. Da es sich um unterschiedliche chemische Substanzen handelt, ist es verständlich, daß die Dosierung dieser Antihistaminika vollkommen verschieden ist. In der Tabelle 9a sind die empfohlenen Standarddosierungen für Erwachsene angegeben. Weiterführende Dosierungsanleitungen, z. B. Dosierung im Kindesalter, sind den Angaben des entsprechenden Herstellers zu entnehmen.

Bei Kindern sind Antihistaminika ganz genau zu dosieren und ihre Wirkung sorgfältig zu überwachen, da sie langsamer metabolisiert werden und eine nur schmale therapeutische Breite besitzen. Die versehentliche Einnahme mehrerer Tabletten oder Dragées kann zu toxischen Wirkungen führen. Für Kinder und Kleinkinder stehen relativ starke Antipruriginosa mit sedativer Wirkung wie Hydroxyzin (Atarax®) als Saft oder Tropfen und Doxylamin (Mereprine®) als Sirup zur Verfügung.

Terfenadin ist immer noch zur Therapie der allergischen Rhinokonjunktivitis, des Pruritus und juckender Ekzemerkrankungen zugelassen (Rote Liste 1998). Dieser Wirkstoff wird als Tablette à 60 mg von diversen Herstellern zu unterschiedlichen Preisen angeboten (Hisfedin®, Histaterfen®, Teldane®, Terfedura®, Terfemundin®, Terfenadin 60 Heumann®, Terfenadin 60 Stada®, Terfenadin-ratiopharm®, terfenadin von ct®, Terfium® und Vividrin®). Wegen der möglichen kardiotoxischen Nebenwirkungen stehen dagegen Tabletten à 120 mg nicht mehr zur Verfügung. Zudem unterliegt Terfenadin der Verschreibungspflicht.

Die Dosis von Fexofenadin (Telfast®) zur Therapie der allergischen Rhinitis liegt bei 120 mg pro Tag und zur Therapie der Urtikaria bei 180 mg pro Tag. Erfahrungen zur Dosierung bei der Behandlungen juckender Ekzemerkrankungen liegen noch nicht vor.

Zyrtec® wird als Filmtablette (à 10 mg Cetirizin), Tropfen oder Saft angeboten. Jugendliche und Erwachsene nehmen 1 Filmtablette täglich am Abend. Zyrtec® Saft kann auch bei Kleinkindern, die älter als 2 Jahre sind, zur Anwendung kommen (bis 30 kg Körpergewicht 5 ml/Tag am Abend, über 30 kg Körpergewicht 10 ml/Tag).

Lisino® wird als Tablette (à 10 mg Loratadin), Brausetablette oder Saft angeboten. Kinder älter als 12 Jahre und Erwachsene nehmen täglich 1 Tablette. Lisino® Brausetabletten und Saft können auch bei Kleinkindern, die älter als 2 Jahre sind, gegeben werden (bis 30 kg Körpergewicht 1/2 Brausetablette bzw. 5 ml/Tag am Abend, über 30 kg Körpergewicht 1 Brausetablette bzw. 10 ml/Tag).

Mizollen® und Zolim® sind als Filmtablette (à 10 mg Mizolastin) erhältlich. Kinder älter als 12 Jahre und Erwachsene nehmen täglich 1 Tablette.

2.2.1.7 Unerwünschte Arzneiwirkungen

Durch ihre geringe Spezifität können Antihistaminika der 1. Generation auch andere Vorgänge beeinflussen und unerwünschte Nebenwirkungen ausüben. Gastrointestinale Störungen, Mundtrokkenheit, Miktionsstörungen, Obstipation, Sehstörungen sowie Glaukomanfälle können auftreten. Die zentral dämpfende Wirkung ist mit Einschränkung der Reaktionsfähigkeit verbunden und für eine ambulante Tagesmedikation unerwünscht (verminderte Fahrtüchtigkeit); zentralnervöse Störungen (Auslösung von Anfällen bei Epileptikern, paradoxe Reaktionen bei Kindern) können auftreten. Arzneiexantheme durch Antihistaminika sind relativ selten. Fixe Arzneimittelexantheme wurden beschrieben.

Insgesamt sind die Antihistaminika der 2. Generation nach den bisherigen klinischen Erfahrungen hervorragend verträgliche Medikamente. Über Exantheme etc. wurde bisher kaum berichtet. Da die ZNS-Wirkung ausbleibt, sind zentralnervöse Nebenwirkungen kaum zu erwarten.

Das kardiotoxische Potential von Terfenadin wurde hinreichend dokumentiert. Das Auftreten ventrikulärer Arrhythmien ist abhängig von der Dosis. Erforderlich sind hohe Plasmaspiegel von Terfenadin, um Arrhythmien bei prädisponierten Patienten bzw. bei Störungen der Metabolisierung von Terfenadin, d. h. bei Patienten mit eingeschränkter Leberfunktion oder bei gleichzeitiger Einnahme von Inhibitoren von CYP-3A4A wie Erythromycin, Chinin, Ketoconazol und Ciprofloxacin, auszulösen. Wenn die Cytochrom-P450-abhängige Metabolisierung von Terfenadin blockiert wird, steigen die Blutspiegel an. Terfenadin blockiert unter diesen Bedingungen langsame Kalium-Kanäle der Myokardzellen. Dies hat eine Verlängerung der QT-Zeit und somit das Auftreten ventrikulärer Arrhythmien zur Folge. Wegen seines kardiotoxischen Potentials ist der Einsatz von Terfenadin heute obsolet.

Der Terfenadin-Metabolit Fexofenadin besitzt kein kardiotoxisches Potential, da es nur eine geringe Affinität zu den langsamen Kalium-Kanälen der Myokardzellen aufweist. Zudem zeigt das biotransformationsstabile Fexofenadin keine klinisch signifikante Wechselwirkung mit Erythromycin und Ketokonazol.

Beim Einsatz von Promethazin (Atosil®) und Alimemazin (Repeltin®) ist das Spektrum der unerwünschten Arzneiwirkungen zu berücksichtigen. Durch diese Phenothiazinabkömmlinge ist eine Photosensibilisierung zu beachten.

2.2.1.8 Kontraindikationen

Bei Prostatahyperplasie, Blasenentleerungsstörungen mit Restharnbildung und Engwinkelglaukom dürfen Antihistaminika nicht gegeben werden.

2.2.1.9 Schwangerschaft/Stillperiode

Nur für Brompheniramin ließ sich ein signifikant erhöhtes Risiko für kindliche Mißbildungen nachweisen. Trotz Einordnung der Antihistaminika in die Gruppe der wahrscheinlich nicht embryo- bez. fetotoxischen Arzneimittel gibt es entsprechend der Roten Liste 1998 Einschränkungen für eine Reihe von Präparaten, teilweise basierend auf ungenügender klinischer Erfahrung am Menschen (s. Tabellen 9a, 9b).

Bei Antihistaminika mit ausgeprägter sedativer Wirkungskomponente ist insbesondere bei Gabe kurz vor der Geburt mit einer entsprechenden Wirkung beim Neugeborenen zu rechnen. Erfahrungen mit Fexofenadin und Mizolastin bei Schwangeren oder Stillenden liegen noch nicht vor. Deshalb sollten diese Substanzen nicht verwendet werden.

Alle systemisch wirksamen Antihistaminika gehen in die Muttermilch über. Dadurch kann es zu einer Sedierung des Säuglings in der Stillzeit kommen. Die WHO empfiehlt in der Stillzeit lediglich den Einsatz von Triprolidin (Actifed®) in einem Viertel der üblichen Tagesdosis (3mal täglich 1 Tablette à 2,5 mg). Bei dieser geringen Dosierung ist aber in schweren Fällen eine ausreichende Wirksamkeit nicht mehr zu erwarten.

2.2.1.10 Interaktionen mit anderen Medikamenten

Interaktionen mit Antihistaminika sind für Alkoholgenuß, Barbiturate und andere zentral wirkende Präparate bekannt. Die sedierende Wirkung nimmt stark zu. Wenn gleichzeitig Antikoagulantien gegeben werden, ist die Blutungszeit verlängert.

2.2.1.11 Profile ausgewählter Antihistaminika

Loratadin (Lisino®) leitet sich chemisch vom älteren Antihistaminikum Azatadin ab. Loratadin besitzt neben der ausgeprägten H_1-Rezeptor-Blockade und einem mastzellstabilisierenden Effekt auch weitere antientzündliche Eigenschaften. Es wird nicht nur die erneute Histaminfreisetzung nach wiederholtem Allergenkontakt vermindert, sondern auch der Teufelskreis zwischen Eosinophilen und Mastzellen durchbrochen. Klinisch hat Loratadin eine sichere antiallergische Wirkung bei Urtikaria und allergischer Rhinitis. Darüber hinaus kann Loratadin bei Pruritus und atopischem Ekzem eingesetzt werden. Loratadin ist vom Bundesinstitut für Arzneimittel und Medizinprodukte zur Therapie des atopischen Ekzems zugelassen. Es beeinträchtigt weder die Wachheit, noch die Reaktionsfähigkeit am Tage. Tierexperimente haben gezeigt, daß auch die für die Schlafqualität überaus wichtigen REM-Schlafphasen nicht gestört werden. Loratadin kann zu jeder Tageszeit verabreicht werden und wurde von der amerikanischen Arzneimittelbehörde FDA als einziges Antihistaminikum für den Einsatz bei Flugpiloten zugelassen.

Cetirizin (Zyrtec®) ist ein weiterer selektiver H_1-Antagonist mit geringer sedierender Wirkung. Die Substanz ist ein aktiver Metabolit des Hydroxyzins (Einführung einer Säurefunktion). Cetirizin wird unverändert im Urin ausgeschieden. Cetirizin hemmt bei atopischen Patienten die Eosinophilenmigration. Eine breite antientzündliche Wirkung ist gegeben. Deshalb ist Cetirizin auch bei eosinophilenreichen Gewebsreaktionen indiziert. Klinisch ist Cetirizin bei allergischer Rhinokonjunktivitis und Urtikaria sicher wirksam. Auch zur Therapie der Kälteurtikaria und des urtikariellen Dermographismus kann Cetirizin eingesetzt werden.

Terfenadin bzw. sein Metabolit Terfenadinsäure (=Fexofenadin) haben offenbar eine selektive Wirkung auf periphere H_1-Rezeptoren, es fehlt die anticholinerge Symptomatik wie beispielsweise Mundtrockenheit. Terfenadin hat sich als nicht sedierendes Antiallergikum für die Therapie der Urtikaria und der Pollinosis über viele

Jahre bewährt. Terfenadin wird allerdings durch Enzyme vom Typ 3A4 des Cytochrom-P450-Systems metabolisiert. Die gleichzeitige Medikation mit Inhibitoren von CYP-3A4A, z. B. Keto- und Itraconazol sowie Makrolidantibiotika (Erythromycin), führt daher zur Akkumulation von Terfenadin, dessen Umwandlung zu Terfenadinsäure/Fexofenadin gehemmt wird. In der Folge können schwerwiegende Arrhythmien auftreten. Besser als Terfenadin eignet sich daher der aktive Metabolit Fexofenadin (Telfast®) zur Behandlung allergischer Erkrankungen. Fexofenadin ist eine racemische Mischung zweier pharmakologisch wirksamer Isomeren. Oral verabreichtes Fexofenadin wird ausreichend resorbiert (33%) und erreicht Spitzenplasmawerte nach 1–3 Stunden. Fexofenadin wird zu etwa 80% bilär und zu etwa 12% renal ausgeschieden und hat eine Eliminationshalbwertszeit von 11–15 Stunden.

Auch Mizolastin (Mizollen®, Zolim®) wirkt selektiv auf periphere H_1-Rezeptoren und weist im Vergleich zu anderen Antihistaminika eine 10–20mal höhere Rezeptoraffinität auf. Mizolastin hat eine Eliminationshalbwertszeit von 13 Stunden. Es besitzt antihistaminerge und antiallergische Eigenschaften. Beobachtet wird nicht nur eine H_1-antagonistische Wirkung, sondern auch eine Stabilisierung der Mastzellmembranen und Hemmung von Entzündungsmediatoren, wie z. B. die der Leukotriene. Im Tierversuch wurde zudem die Einwanderung von Neutrophilen gehemmt. Die Metabolisierung von Mizolastin erfolgt primär über die Glukuronidierung. Das Enzymsystem CYP-3A4A ist an einem der weniger bedeutenden metabolischen Wege beteiligt, wodurch es auch zur Bildung von hydroxylierten Metaboliten kommt. Bei gleichzeitiger Medikation von Azolen oder Makrolidantibiotika steigen die Plasmaspiegel von Mizolastin nur um etwa 50% an. Mizolastin wird gut resorbiert (Bioverfügbarkeit 65%) und erreicht Spitzenplasmawerte nach 1,5 Stunden. Das im Januar 1998 zugelassene Mizolastin ist ein nicht sedierendes Antiallergikum für die Therapie der chronisch idiopathischen Urtikaria und der allergischen Rhinitis. Mizolastin könnte in Zukunft zur Behandlung des juckenden Ekzems (atopischen Ekzems) indiziert sein.

2.2.2 Cromoglicinsäure

Die antiallergische Wirkung von Cromoglicinsäure ist seit Jahrzehnten bekannt. Cromoglicinsäure hemmt die Histaminfreisetzung durch eine Stabilisierung der Mastzellmembranen. Da Cromoglicinsäure die Wirkung von freigesetztem Histamin nicht aufzuheben vermag, eignet sich die antiallergische Therapie mit Cromoglicinsäure ausschließlich als Dauermedikation mit prophylaktischer Wirkung. Sie soll auch während der symptomfreien Phasen des Allergikers nicht unterbrochen werden.

2.2.2.1 Indikationen und Dosierungen

Cromoglicinsäure findet vor allem Verwendung zur prophylaktischen Therapie der allergischen Rhinokonjunktivitis und des allergischen Asthmas. Cromoglicinsäure kann aber auch bei Kindern mit nahrungsmittelsensitivem atopischen Ekzem eingesetzt werden. In diesem Fall wird Cromoglicinsäure (cromo von ct® Kapseln à 100 mg; Colimune® Kapseln à 100 mg und Colimune® Granulat à 100/200 mg; PENTATOP® Kapseln à 100 mg und PENTATOP® Granulat à 100/200 mg) oral verabreicht. Notwendig ist eine relativ hohe Dosis (4 × 2 Kapseln pro Tag), bei Kindern 2O–40 mg/kg Körpergewicht; als Granulat bis zu 4 × 1 Beutel à 200 mg/d).

2.2.2.2 Unerwünschte Arzneiwirkungen

Vereinzelt können Übelkeit, Gelenkschmerzen und Exantheme auftreten.

2.2.2.3 Kontraindikationen

Cromoglicinsäure ist bei Kindern, die jünger als 2 Monate sind, nicht indiziert.

2.2.2.4 Schwangerschaft/Stillperiode

Bei umfangreicher Anwendung am Menschen ergab sich kein Verdacht auf eine embryotoxische oder teratogene Wirkung. Obwohl Cromoglicinsäure in die Muttermilch übergeht, ist eine Schädigung des Säuglings bisher nicht bekannt.

2.3 Teer- und Ölschieferpräparate

Teerpräparate sind ein fester Bestandteil des Arzneimittelschatzes der Menschheit. Erste Erfahrungen mit teerhaltigen Heilmitteln liegen mehr als 3000 Jahre zurück (Wormer 1993). Obwohl in den fünfziger Jahren die Teerpräparate von den topischen Kortikosteroiden vorübergehend fast vollständig verdrängt wurden, sind sie heute wieder - meist als Ergänzung zur Kortikosteroiden - Bestandteil der Ekzemtherapie.

Teer (Pix) wird durch trockene Destillation aus unterschiedlichen organischen Stoffen (Steinkohle, Braunkohle, Hölzer) gewonnen. Teer ist ein flüssiges bis halbfestes Stoffgemisch, das ca. 10.000 verschiedene Verbindungen enthält, von denen nur etwa 500 identifiziert sind. Darunter befinden sich heterozyklische aromatische Kohlenwasserstoffverbindungen, u. a. Benzo(a)pyren, Phenole und Chinoline. Benzo(a)pyren ist dafür verantwortlich, daß z. B. Steinkohlenteer und Steinkohlenteer-haltige Stoffe als Carcinogene (MAK-Liste III A1) betrachtet werden.

Holzteere enthalten insgesamt weniger Kohlenwasserstoffe (60–65%) als Steinkohlenteer (90–93%). Ölschieferteer enthält ca. 78–86% Kohlenwasserstoffe.

Steinkohlenteer

Steinkohlenteer (Pix lithanthracis) ist ein komplexes Gemisch von Benzo(a)pyren, Naphthalin, Phenanthren, Fluoranthren, Pyren, Acenaphthylen, Anthracen, Carbazol, Dibenzofuran und Inden, um nur einige zu nennen. Viele dieser Verbindungen enthalten Stickstoff und Schwefel. Aus einer Tonne Steinkohle werden ca. 45 Liter Steinkohlenteer gewonnen. Der ungereinigte Steinkohlenteer ist international mit der CAS-Nr. 8007-45-2 identifiziert. Der ungereinigte Steinkohlenteer besteht aus einer Mischung von Kohlenwasserstoffen, die sich aus etwa 2–8% Leichtölen (Benzol, Toluol, Xylol), 8–10% Mittelölen (Phenol, Kresol, Naphthol), 8–10% Schwerölen (Naphthol und Derivate), 16–20% Anthrazenölen und etwa 50–55% Teerpech zusammensetzt.

Mit alkoholischer Seifenrindentinktur läßt sich aus dem Steinkohlenteer als Extrakt Liquor carbonis detergens (LCD) gewinnen.

Nach dem Deutschen Arznei-Codex (DAC) 1986 wird aus 3 Teilen Seifenrinden-Pulver und 15 Teilen 70%igem (V/V) Ethanol eine Tinktur hergestellt, von der 13 Teile mit 7 Teilen Steinkohlenteer umgeschüttelt, sieben Tage stehengelassen und dann filtriert werden.

Holzteer

Holzteere (Buchen-, Wacholder-, und Birkenholzteer) enthalten vor allem Zellulose und Lignin sowie Benzol, Kresol, Toluol, Xylol, Phenol, Styrol, Naphthalin, Paraffin, Essigsäure und andere organische Säuren. Holzteere gelten wegen ihres hohen Sensibilisierungspotentials heute als obsolet.

Ölschiefer

Die Ölschieferteere haben eine deutlich andere chemische Zusammensetzung und teilweise andere pharmakologische Eingenschaften als die Steinkohlen- und Holzteere. Deshalb werden sie nicht mehr zu den eigentlichen Teeren gerechnet.

Der Ölschiefer Ammonium sulfichthyolicum (Ichthyol) enthält z. B. ca. 55–56% Trockensubstanz, überwiegend aus Ammonium-Salzen von Sulfonsäuren der Thiophen-Verbindungen. Er wurde früher aus dem bituminösen Gestein (Bitumen) des Karwendelgebirges in Tirol gewonnen. Da die Vorräte dieses schwefelreichen Schieferöls erschöpft sind, wurde auf den französischen Ölschiefer ausgewichen. Bituminosulfonate sind Ammonium-, Natrium- und Calcium-Salze von Schieferölsulfonsäuren, die aufgrund ihrer antiseptischen, entzündungshemmenden und resorptionsfördernden Wirkung in der Dermatologie verwendet werden. Bituminosulfonate enthalten ca. 10% Schwefel in vorwiegend organischer Bindung. Bei besonders schonender Sulfonierung gelingt es, Präparate in heller Form zu erhalten, die besser wirksam sind.

Tumenol ist in seiner Zusammensetzung dem Ichthyol ähnlich. Tumenol wird ebenfalls durch Sulfonierung des aus bituminösem Schiefer destillierten Mineralöls gewonnen und ist im Gegensatz zu Ichthyol schwefelarm.

2.3.1 Wirkungen

Teerpräparate und Schieferöle wirken antiphlogistisch, adstringierend, antipruriginös, antiseborrhoisch, antimikrobiell und keratoplastisch. Durch In-vitro-Untersuchungen konnte gezeigt werden, daß die antiproliferativen Eigenschaften denen fluorierter Kortikosteroide ähnlich sind. Die antiproliferative Wirkung des Teers wird z. B. in Kombination mit UV-Bestrahlung zur antipsoriatischen Therapie genutzt.

Bei wiederholter Anwendung von Teer kommt es zu einer Verdickung der Haut, der sogenannten Teerakanthose. Das Maximum der Akanthose wird nach etwa 3 Wochen erreicht. Unter der fortgesetzten Behandlung bildet sich diese wieder zurück. Beim Tier wird dann eine epidermale Atrophie beobachtet.

Für die Pathogenese des seborrhoischen Ekzems und auch der „Head-neck-and shoulder-Dermatitis“ gilt die lipophile Hefe *Pityrosporum ovale* u. a. als wichtiger pathogenetischer Faktor. Gereinigter Steinkohlenteer (Berniter®) hat eine deutliche Hemmwirkung auf diesen Mikroorganismus. In-vitro-Untersuchungen zeigten, daß die fungistatischen Eigenschaften des Steinkohlenteers mit denen eines Ketoconazol-Gels vergleichbar sind.

2.3.2 Wirkungsmechanismen

Obgleich die vielschichtige Wirkung der Teerpräparate seit Jahrzehnten bekannt ist, ist der genaue Wirkungsmechanismus immer noch unklar. Bei einer ausreichend langen Behandlungsdauer kommt es unter Teer zur Normalisierung einer gesteigerten Zellproliferation, die mit der antimitotischen Wirkung des Teers erklärt wird. Zum Beispiel hemmt Steinkohlenteer (Berniter®) in vitro die DNS-Synthese menschlicher Keratinozyten.

Darüber hinaus binden die polyaromatischen Kohlenwasserstoffe, wie z. B. Benzo(a)pyren, an einen zytoplasmatischen Rezeptor – den Ah(Aryl hydrocarbon)-Rezeptor. Gebunden an diesen Rezeptor werden diese Substanzen unter Mitwirkung von Ah-nuclear translocator (Ahnt) in den Zellkern eingeschleust und bewirken so die

Transkription responsiver Gene, unter anderem werden die Enzyme Aryl-Hydrocarbon-Hydroxylase und die NAD(P)H-Chinon-Reduktase vermehrt gebildet.

Die polyaromatischen Kohlenwasserstoffe des Steinkohlenteers, wie etwa Benzo(a)pyren, werden in der menschlichen Haut von Cytochrom P450-abhängigen Enzymsystemen verstoffwechselt. Dieses Enzymsystem metabolisiert aber auch endogene Substrate, wie z. B. das stark entzündlich wirkende Arachidonsäurederivat Leukotrien B4 (LTB4). Obwohl eine Interaktion zwischen den Teerpräparaten und diesem Enzymsystem besteht, sind Teerpräparate dennoch nicht in der Lage, den oxidativen Abbau von LTB4 zu verstärken (Merk et al.1990).

2.3.3 Wirksamkeit

Offene multizentrische Studien haben die Wirksamkeit, Verträglichkeit und Akzeptanz von hellem Steinkohlenteer (Berniter®) an Patienten mit Kopfhauterkrankungen gezeigt.

2.3.4 Pharmakokinetik

Über die perkutane Resorption von Teer ist nur wenig bekannt. Eine erhöhte Plasmakonzentration an Anthrazen, Phenanthren, Pyren und Fluoranthren konnte bei Patienten, die an 2 aufeinander folgenden Tagen topisch mit Teer behandelt wurden, gemessen werden. Demnach werden Bestandteile des Teers bei topischer Anwendung resorbiert.

2.3.5 Indikationen

Die Lokalbehandlung mit Teer ist eine etablierte Therapieform des chronischen Ekzems, aber auch von Seborrhoea oleosa, Pityriasis simplex capitis, Prurigo und Psoriasis. Übliche Konzentrationen für Steinkohlenteer liegen bei 1–20%, in abwaschbaren Zubereitungen jedoch unter 1%.

Für die Pathogenese des seborrhoischen Ekzems und auch der Head-neck-and shoulder-Dermatitis bei Atopie wird *Pityrosporum ovale* als pathogenetischer Faktor angesehen. Deshalb ist die Therapie dieser Erkrankungen mit gereinigtem Steinkohlenteer (Basiter® Gel) indiziert.

Liquor carbonis detergens kann unverdünnt, gegebenenfalls in einer weichen Zinkpaste auf umschriebene, stark infiltrierte Ekzemherde appliziert werden.

Die Indikationen für die Ölschieferteere Ichthyol und Tumenol sind grundsätzlich ähnlich. Die Schwerpunkte bilden hierbei chronisch-entzündliche und stark juckende Ekzemerkrankungen.

2.3.6 Dosierungen

Teerpräparate können mit einem milden Kortikosteroid intermittierend angewendet werden. Ihre Anwendung kann aber auch erst nach Einsatz des Kortikosteroids, d. h. nach Abklingen der akuten Symptomatik des Ekzems erfolgen. Wegen der möglichen Resorption sollten großflächige Teeranwendungen in lipophilen Grundlagen vermieden werden. Zudem können teerhaltige und teerfreie Grundlagen in einem 3tägigen Turnus abgewechselt werden.

Bei Kindern kommen Tumenol-Präparate (2–5% Tumenol ammonium in Pasten oder Salben), bei Erwachsenen Steinkohlenteer (Liquor carbonis detergens oder Pix lithanthracis 5–20% in Salben und Pasten) in Betracht (Tabelle 10). Empfohlen wird die abendliche externe Anwendung. Generell ist bei Kindern Teer nur sehr vorsichtig (kleinflächig und nur kurz) anzuwenden.

Steinkohlenteer-Fertigpräparate stehen als Lösung (Pixfix®, 4%), Creme (Teer-Linola®-Fett N, 2%), Gel (Berniter Kopfhaut Gel®, 0,5% und Basiter® 0,4%), Salbe (Psorigerb® N, 10%) zur Verfügung. Die Anwendung erfolgt entsprechend den Angaben des Herstellers (Tabelle 11).

Das bekannteste Fertigpräparat mit Ammoniumbituminosulfonat stellt Ichtholan®-Salbe (10-, 20- bzw. 50%ig) dar, die allerdings

Tabelle 10. Teerhaltige Rezepturen zur Therapie des trockenen chronischen Ekzems (aus Korting 1995)

Indikation	Rezeptur	
Seborrhoisches Kopfhautekzem	Acid. salicylic. und Beta-naphthol. aa	5,0 g
	Pic. betulin. und Sapon. calin. aa	10,0 g
	Spirit. dilut. ad	100,0 g
Atopisches Ekzem	Tumenol.	5,0 g
im Kindesalter	Pasta zinc.	75,0 g
	Ol. oliv. ad	100,0 g
Gehörgangsekzem	Tumenol.	2,5 g
	Talc. und Zinc. oxidat.	20,0 g
	Ol. oliv.	15,0 g
	Vaselin. alb. ad	100,0 g
Ekzem der Haut	Pix lithantrac.	20,0 g
	Ol. ricin.	5,0 g
	Sulf. praecipitat.	20,0 g
	Sapon. calin.	20,0 g
	Eucerin. anhydric.	7,5 g
	Vaselin. alb. ad	100,0 g
Atopisches Ekzem	Pix lithantrac.	1,0 g
	Tween 20	0,5 g
	Pasta zinc. oder Past. zinc. moll. ad	100,0 g

zur Therapie von Ekzemerkrankungen nicht indiziert ist. Ichthyol® Flüssigkeit (Ammonium sulfichthyolicum) und Thiobitum® Salbe 20% eignen sich wie Ichtholan®-Salbe zur Behandlung tiefer Furunkel und Abszesse, während die Präparate Ichthosin® Creme 4%, Ichthoderm® Creme 2%, Crino Cordes® N Lösung 0,5% und Solutio Cordes® 2% zur Therapie chronischer Ekzemerkrankungen indiziert sind.

Empfohlen wird auch die Anwendung von Teer in Badezusätzen (Tabelle 12), bei chronischem lichenifizierten Ekzem auch in Verbindung mit einer selektiven UVB-Phototherapie (3× wöchentlich in aufsteigender Dosierung, etwa alle 3 Tage steigern).

Tabelle 11. Steinkohlenteer- und Natriumbituminosulfonathaltige Fertigpräparate, die sich zur Therapie des Ekzems eignen

Fertigpräparate	Indikation	Dosierung
Steinkohlenteer		
Berniter® Kopfhaut-Gel	Seborrhoisches Kopfhautekzem	2–3mal wöchentl.
Basiter® Gel	Ekzeme Atopisches Ekzem	1mal tgl.
Pixfix® Lösung	Subakute und chronische Ekzeme	2mal tgl.
Psorigerb® N	Lichenifiziertes Ekzem	2–3mal tgl.
Teer-Linola®-Fett N Creme	Chronische Ekzeme	2–3mal tgl.
Natriumbituminosulfonat		
Crino Cordes® N Lösung	Seborrhoea oleosa	2mal wöchentl.
Ichthoderm® Creme	Kopfhautekzem	mehrmals wöchentl. Kopfhaut behandeln
Ichthosin® Creme	Subakute Ekzeme	1–2mal tgl.
Solutio® Cordes	Kopfhautekzem	2–3mal tgl.

Tabelle 12. Medizinische Teerbäder

Medizinische Teerbäder	Zusammensetzung auf 100 g ohne Hilfsstoffe	
Ichtho® Bad	Ammoniumbituminosulfonat hell	72,00 g
Sulfo-Ölbad Cordes®	Sojabohnenöl	66,00 g
	Raffiniertes Schieferöl	10,00 g
Hoepixin Bad N®	Steinkohlenteer	4,00 g

2.3.7 Unerwünschte Arzneiwirkungen

Die längerfristige Teerapplikation auf behaarte Hautareale kann zu einer Irritationsdermatitis bzw. einer Teerfollikulitis (sog. Teerakne der Terminalhaarfollikel) führen, die sich gerade an trockener Haut als außerordentlich therapieresistent erweisen kann.

Eine weitere Nebenwirkung der Teerbehandlung ist die Phototoxizität. Eine Allergie gegen Steinkohlenteer und Schiefer ist selten.

Im Jahre 1918 wurde erstmalig experimentell durch Teer ein Hautkarzinom bei Tieren induziert. Seitdem wird die Kanzerogenität von Teer beim Menschen, insbesondere bei einer lang andauernden, kontinuierlichen topischen Anwendung, kontrovers diskutiert. Dabei scheinen die polyzyklischen aromatischen Kohlenwasserstoffe die krebserzeugenden Bestandteile des Teers zu sein. Als wichtigste Ursache für die Karzinomentwicklung beim Menschen wird eine lang durchgeführte, unkontrollierte Selbstbehandlung angenommen, insbesondere wenn dieser eine exzessive UV-Therapie vorausgegangen ist. Dem steht entgegen, daß in einer Beobachtungsstudie über 25 Jahre bei 626 Patienten mit atopischem Ekzem, die entweder mit oder ohne Teer behandelt wurden, kein Unterschied in der Karzinomhäufigkeit im Vergleich zur normalen Bevölkerung gefunden werden konnte (Maughan et al. 1980).

Besonders empfindliche Hautareale und solche, die sich durch eine hohe Resorptionsrate auszeichnen, sollen von der Teerbehandlung ausgespart werden. Hierzu zählen insbesondere die Genitalien, die Leisten und der Perianalbereich.

2.3.8 Kontraindikationen

Bei exsudativen oder superinfizierten Ekzemerkrankungen sollte Teer nicht angewendet werden. Zudem sind Teerpräparate im Säuglingsalter kontraindiziert.

2.3.9 Schwangerschaft/Stillperiode

Seit Jahrzehnten werden Ammoniumbituminosulfonatbäder am Menschen angewendet. Es liegen keine Hinweise vor, daß diese während der Schwangerschaft nicht angewendet werden können.

Die topische Anwendung von Teerpräparaten ist wegen des mutagenen Potentials während der Schwangerschaft und Stillzeit kontraindiziert (Rote Liste 1998).

2.4 Lokal-wirksame Antipruriginosa: Polidocanol

Lokal-wirksame Antipruriginosa eignen sich zur lokalen Therapie des Juckreizes, der sich bei vielen Ekzemerkrankungen manifestiert. Juckreizstillend wirkt unter Umständen auch allein eine Grundlage, die eine Rückfettung und Hydratisierung der trokkenen, oft juckenden Haut bewirkt (s. 4.1 und 4.2). Auch harnstoffhaltige Externa wirken durch ihren hydratisierenden Effekt juckreizmildernd. Auf die Antihistaminika, die zur systemischen Therapie des Juckreizes geeignet sind, wird unter „Antihistaminika" (s. 2.2.1) eingegangen. Zu den lokal-wirksamen Antipruriginosa zählen das Polidocanol (Optiderm®) und auch Capsaicin (s. 2.10.4).

2.4.1 Pharmakologische Eigenschaften

Optiderm® dient der Feuchtigkeitsregulierung der Hornschicht, der Fettung und der Juckreizstillung. Als Wirkstoffe enthält Optiderm® 5% Harnstoff (hydratisierende Wirkung) und 3% Polidocanol (chem. Dodecylpolyethylenoxydether, lokalanästhetische Wirkung). Polidocanol hat eine lokalanästhetische bei nur geringer allergisierender Wirkung. Die lokalanästhetische Wirkung von Polidocanol findet auch bei Therapie von Mundschleimhautentzündungen Verwendung (Recessan® Salbe).

Der genaue Wirkungsmechanismus von Polidocanol ist nicht bekannt. Es wird angenommen, daß Polidocanol seine lokalanästhetischen und antipruriginösen Eigenschaften über die Diffusion von der Hautoberfläche zu den sensiblen Endorganen und terminalen Nervenbahnen entfaltet. Insbesondere bei entzündlich erkrankter Haut, die mit einer Störung der epidermalen Barriere einhergeht, soll Polidocanol zu den Nervenendigungen vordringen können. Die unversehrte Hornschicht kann Polidocanol kaum durchdringen.

Die Wirksamkeit von Polidocanol zur Therapie des Juckreizes ist seit ca. 3 Jahrzehnten bekannt und wurde in klinischen Studien bestätigt.

Die Pharmakokinetik von Polidocanol bei lokaler Anwendung ist nicht bekannt.

2.4.2 Indikationen

Zur Weiter- und Nachbehandlung juckender Ekzemerkrankungen oder auch zur alleinigen Therapie des Exsikkationsekzems ist die externe Therapie mit Polidocanol indiziert.

2.4.3 Dosierungen

Polidocanol kann als Fertigpräparat (Optiderm®, Balneum-Hermal Plus®) oder als Magistralrezeptur eingesetzt werden. Bei großflächiger Anwendung kann die Magistralrezeptur preisgünstiger sein. Dabei muß aber eine geeignete harnstoffhaltige Zubereitung gewählt werden, die die Hydratisierung der Hornschicht und damit die Penetration von Polidocanol begünstigt. Über ca. 3 Wochen soll das Polidocanol-haltige Präparat 2mal täglich aufgetragen werden.

2.4.4 Unerwünschte Arzneiwirkungen

Selten kann es beim Auftragen auf die entzündete Haut zu Brennen, Juckreiz oder Pustelbildung kommen. Allergische Reaktionen gegenüber Polidocanol werden auch nur selten beobachtet.

2.4.5 Kontraindikationen

Nicht indiziert ist die Anwendung von Polidocanol bei akut nässenden Ekzemen und bei bekannter Sensibilisierung gegenüber der Wirksubstanz oder den anderen Bestandteilen der Grundlage.

2.4.6 Schwangerschaft/Stillperiode

Bei topischer Anwendung von Polidocanol sind negative Auswirkungen während der Schwangerschaft und Stillperiode bisher nicht bekannt.

2.4.7 Interaktionen mit anderen Medikamenten

Interaktionen mit anderen Medikamenten sind nicht bekannt.

2.5 Nicht-steroidale Antiphlogistika

Nicht-steroidale Antiphlogistika wie Bufexamac (chem: 2-(p-Butoxy-phenyl)-acetohydroxamsäure) werden gerne zur Lokalbehandlung des Ekzems angewendet in der Hoffnung, eine Therapie mit Kortikosteroiden umgehen zu können.

2.5.1 Wirkungen

Die lokale antiphlogistische Wirkung von Bufexamac wurde an verschiedenen Tiermodellen untersucht: Es wurde eine Hemmung des UV-Erythems, Minderung des Hautödems nach Einwirkung von Entzündungsstoffen wie Carrageenin (=isländisches Moos), Minderung der Infiltration und Proliferation von Entzündungszellen sowie ein epidermaler antihyperplastischer Effekt von Bufexamac beobachtet. In humanpharmakologischen Entzündungsmodellen wurde die Wirkung von Bufexamac auf das Pyrexal-induzierte und auf das UV-induzierte Erythem geprüft. Die antiinflammatorische Wirkung einer 5%igen Bufexamac-haltigen Salbe soll mit der externer Kortikosteroide vergleichbar sein. Eine antipruriginöse Wirkung ist ebenfalls nachweisbar.

2.5.2 Wirkungsmechanismen

Da das Arylessigsäurederivat Bufexamac in vitro die Aktivität der Cyclooxygenase hemmt, wird es der Gruppe der nicht-steroidalen Antiphlogistika zugeordnet. Diese Gruppe umfaßt eine Vielzahl von Pharmaka unterschiedlicher chemischer Struktur. Allen gemeinsam ist die Fähigkeit, die Aktivität der Cyclooxygenase zu hemmen. Die Cyclooxygenase ist ein mikrosomales, membrangebundenes Enzym, das die Biosynthese von Prostaglandinen und anderen Eicosanoiden aus ihrer gemeinsamen Vorstufe Arachidonsäure katalysiert. Eicosanoide sind Gewebshormone, die in allen Körperzellen bei Bedarf synthetisiert und freigesetzt werden können und zahlreiche biologische Mediatorfunktionen erfüllen. Sie spielen als Vermittler von Entzündungsreaktionen eine wesentliche Rolle. Im allgemeinen besteht eine gute Korrelation zwischen dem Ausmaß der Cyclooxygenase-Hemmung und der antientzündlichen Aktivität der Gruppe der nicht-steroidalen Antiphlogistika.

2.5.3 Wirksamkeit

Die Wirksamkeit von Bufexamac wird unterschiedlich beurteilt. In einer Reihe von kontrollierten, teilweise auch doppelblinden Studien wurde eine Wirksamkeit beobachtet, die der externer Kortikosteroide entsprach. In anderen klinischen Untersuchungen fand sich keine eindeutige oder nur eine vergleichsweise schwache Wirksamkeit von Bufexamac im Vergleich zu einem externen Kortikosteroid.

2.5.4 Pharmakokinetik

Bufexamac penetriert das Stratum corneum und dringt in die tieferen epidermalen Zellschichten ein. Daraus ist zu schließen, daß Bufexamac in dem entzündlich veränderten Hautgewebe wirksam werden kann. Dabei ist die Penetration aus den lipophilen Grundlagen (z. B. Salbe) schneller als diejenige aus überwiegend hydrophilen Vehikeln (z. B. Creme). Zur Vermeidung systemischer Effekte nach kutaner Applikation ist eine möglichst geringe Resorption erwünscht. Untersuchungen zur Resorption zeigten, daß diese bei indikationsgerechter Anwendung geringer als 1% der applizierten Bufexamacdosis ist. Die Resorption ist dabei abhängig von der behandelten Körperlokalisation und von der galenischen Zubereitung.

2.5.5 Indikationen

Bufexamac wird zur Therapie des Juckreizes, des Ekzems und anderer inflammatorischer Hauterkrankungen eingesetzt. Zur Behandlung des akuten Ekzems mit massiv ausgeprägter Entzündungssymptomatik ist die topische Kortikosteroidtherapie der Bufexamactherapie vorzuziehen. Nach Abklingen der akuten Symptomatik bietet sich Bufexamac als einer der wenigen nichtsteroidalen Wirkstoffe zur Reduktion der Kortikosteroidmedikation an. Bei unterschwelligen chronischen Ekzemformen, wie sie vor allem bei Kindern mit atopischem Ekzem anzutreffen sind, aber auch bei irritativen Berufsekzemen und beim seborrhoischen Ekzem kann auch die initiale Lokaltherapie mit Bufexamac versucht werden.

2.5.6 Dosierungen

Die handelsüblichen Externa weisen eine Bufexamac-Konzentration von 5% auf (Tabelle 13). Empfohlen wird die 1–3mal tägliche

Tabelle 13. Bufexamac-haltige Externa zur Therapie des Ekzems. Auswahl ohne Gewähr auf Vollständigkeit

Handelsname	Konservierungsstoffe	Darreichungsform
Allergiuran N	Natriumbenzoat	Salbe
Bufederm®	Benzoesäure und 2-Chloracetamid	Creme
	keine	Salbe
Bufexamac-ratiopharm	Methylparaben	Creme
	keine	Fettsalbe
Duradermal®	Benzylalkohol	Lotio
	Benzylalkohol	Creme
	keine	Salbe
	keine	Fettsalbe
Ekzemase®	Sorbinsäure und Kaliumsorbat	Creme
	keine	Fettsalbe
Jomax®	Benzoesäure	Creme
	keine	Salbe
Malipuran®	Methylparaben	Creme
Parfenac®	Benzylalkohol	Milch
	Benzylalkohol	Creme
	keine	Salbe
	keine	Fettsalbe

Applikation der entsprechenden 5%igen Zubereitung auf das erkrankte Hautareal.

2.5.7 Unerwünschte Arzneiwirkungen

Rötungen, Brennen und Juckreiz sind lokale Reizerscheinungen, die als Überempfindlichkeitsreaktion interpretiert werden. Allergische Reaktionen im Sinne eines allergischen Kontaktekzems gegenüber Bufexamac wurden wiederholt beschrieben (Frosch u. Raulin 1987). Zum Beispiel wurden von 1984 bis 1993 weltweit 857 Fälle unerwünschter Ereignisse nach Anwendung der Bufexamac-haltigen Externa Parfenac® Milch, Creme und Salbe gemeldet. Dem gegenüber stehen ca. 54 Millionen abgegebene Parfenac®-Packungen.

2.5.8 Kontraindikationen

Die Anwendung Bufexamac-haltiger Externa ist im Augenbereich kontraindiziert. Zudem verbietet sich die Anwendung bei Patienten, die gegenüber Bufexamac oder gegenüber para-Hydroxybenzoesäureestern sensibilisiert sind (sog. Paragruppen-Allergie). Para-Hydroxybenzoesäureester werden als Konservierungsmittel in externen Zubereitungen häufig eingesetzt.

2.5.9 Schwangerschaft/Stillperiode

Bei topischer Anwendung von Bufexamac sind negative Auswirkungen während der Schwangerschaft und Stillperiode bisher nicht bekannt. Aufgrund der geringen systemischen Verfügbarkeit der Substanz bei indikationsgerechter Anwendung sind negative Auswirkungen während der Schwangerschaft und Stillperiode auch nicht zu erwarten.

2.5.10 Interaktionen mit anderen Medikamenten

Interaktionen mit anderen Medikamenten sind nicht bekannt.

2.6 Antibiotische und antiseptische Lokaltherapeutika

Bakterielle Superinfektionen („Impetiginisierung“) des Ekzems werden zu etwa 90% durch Staphylokokken und Streptokokken hervorgerufen. Andere aerob und anaerob wachsende Keime (Enterokokken, *E. coli*, Klebsiellen, *Pseudomonas aeruginosa* und Proteus) sind viel seltener für eine Infektion der Haut verantwortlich. Eine antibiotische Lokalbehandlung ist nur bei begrenzten Hautinfektionen sinnvoll. Der Vorteil der Lokalbehandlung gegenüber der systemischen Therapie besteht darin, daß der Applikationsort auch der Zielort ist und systemische Nebenwirkungen entfallen.

Im allgemeinen weisen Antibiotika in der Lokaltherapie eine größere Aktivität als unspezifische Antiseptika auf. Sofern die Erreger bekannt sind, sollten Antibiotika mit schmalem Spektrum, bei Mischinfektionen oder Infektionen mit unbekannten Erregern Breitspektrum-Antibiotika oder Antiseptika verwendet werden. Letztere sollten nicht ungerechtfertigt vernachlässigt werden, zumal Anfangserfolge mit topisch wirksamen Antibiotika häufig durch Resistenzentwicklungen zu therapeutisch schwer zugänglichen Rezidiven führen können. Darüber hinaus werden Sensibilisierungen gegenüber topisch wirksamen Antibiotika wesentlich häufiger als gegenüber den Antiseptika beobachtet.

2.6.1 Wirkungen

Die Wirkung eines Antibiotikums ist durch das Wirkungsspektrum, den Wirkungstyp, die Wirkungsstärke und den Wirkungsmechanismus charakterisiert. Voraussetzungen für die Eignung von Antibiotika für die topische Anwendung sind:

- gute In-vitro- und vor allem In-vivo-Wirksamkeit gegen die wichtigsten hautpathogenen Erreger auch in Gegenwart von Eiter oder Blut,
- gute Hautverträglichkeit,
- möglichst geringe Resistenzentwicklung,
- fehlender Einfluß auf die Wundheilung,
- geringe Allgemeintoxizität,
- geringe Gefahr der Kontaktsensibilisierung und Photoallergisierung und
- keine Phototoxizität.

Aminoglykoside

Aminoglykoside (Gentamicin, Neomycin) weisen eine sehr breite antibakterielle Aktivität auf. Bei lokaler Anwendung wirken die Aminoglykoside mit 2–10facher mittlerer Hemmkonzentration bakterizid. Die Wirkung der Aminoglykoside beruht auf der Hemmung der Proteinsynthese der Keime, so daß die beste Wirkung während der Proliferationsphase eintritt.

Tetracycline

Tetracycline (Tetracyclin, Oxytetracyclin, Chlortetracyclin) sind Breitspektrumantibiotika. Sie wirken bakteriostatisch, indem sie die Proteinsynthese der Keime hemmen. Bei höheren Konzentrationen, die bei topischer Anwendung erreicht werden können, wirken Tetracycline auch bakterizid. Die Wirkung der Tetracycline ist von der Grundlage abhängig. Das Wirkoptimum liegt zwischen pH 5,5 und 6,5. In einigen galenischen Zubereitungen ist die Stabilität der Tetracycline äußerst gering.

Fusidinsäure

Fusidinsäure wirkt primär bakteriostatisch, indem sie die Proteinsynthese der Keime hemmt.

Chloramphenicol

Chloramphenicol ist ein Breitspektrumantibiotikum und wirkt auf Keime im Proliferationsstadium bakteriostatisch. Chloramphenicol greift in die Elongationsphase der Proteinsynthese ein.

Polypeptid-Antibiotika

Bacitracin, Polymyxin B und Tyrothricin sind Polypeptid-Antibiotika. Bacitracin hemmt die Biosynthese der Zellwand und wirkt auf die Keime bakterizid. Polymyxin B wirkt nur auf gramnegative Keime. Tyrothricin wirkt auf die Zytoplasmamembran und blokkiert die Phosphataufnahme der Keime, so daß die Atmungskettenphosphorylierung entkoppelt wird. Das Wirkoptimum von Tyrothricin liegt bei pH 6,0. Bacitracin, Polymyxin B und Tyrothricin sind nur in Kombination mit anderen Antibiotika für die Lokalbehandlung des superinfizierten oberflächigen Ekzems sinnvoll (Tabelle 14).

Mupirocin

Mupirocin (Turixin®) kann als Alternative zu Gentamicin für die topische Behandlung von Staphylokokkeninfektionen eingesetzt werden. Mupirocin ist eine Pseudomoninsäure, die chemisch nicht mit den anderen topisch wirksamen Antibiotika verwandt ist. Die Substanz wirkt gegen grampositive Keime, insbesondere pyogene Erreger der Haut. Resistenzen sind bislang nur wenige bekannt geworden. Inwieweit eine lokale antibiotische Therapie mit Mupirocin in Anbetracht der zahlreichen, wesentlich preiswerteren und gut antibakteriell wirksamen anderen Substanzen sinnvoll ist, muß im Einzelfall entschieden werden.

Iod-haltige Antiseptika

Iod wirkt keimtötend auf Bakterien, Pilze und Viren. Der antimikrobielle Effekt beruht auf den halogenierenden und oxidierenden Eigenschaften von Iod. Der Wirkungseintritt ist sehr schnell. 1%ige Iod-Lösungen töten auf der Haut innerhalb von 15 Minuten 98% aller Keime. Polyvidon-Iod-haltige Antiseptika sind Iodpolyvinylpyrrolidon-Komplexe, die langsam Iod freisetzen.

Chinolin-Derivate

Als Chinolin-Derivate werden hauptsächlich 8-Hydroxychinolinsulfat (Chinosol®) und 5-Chlor-7-Iod-8-Hydroxychinolin (Clioquinol, Vioform®) verwendet. Die Substanzen wirken bakteriostatisch gegen grampositive Keime und fungistatisch gegenüber Dermatophyten. Die Hautverträglichkeit ist gut.

2.6.2 Wirksamkeit

Der Vorteil der in der Lokaltherapie verwendeten Substanzen liegt nicht nur in ihrer antimikrobiellen Wirksamkeit, sondern auch in ihrer Unterdrückung entzündlicher Symptome und damit in ihrem Beitrag zur Abheilung. Allerdings liegen in vielen Fällen keine

Tabelle 14. Lokal wirksame Antibiotika zur Therapie eines superinfizierten Ekzems. Auswahl ohne Gewähr auf Vollständigkeit

Handelsname	Wirkstoff	Darreichungsform
	Einzelstoffe	
Aureomycin®	Chlortetracyclin	Salbe
Fucidine®	Fusidinsäure	Gaze Creme/Salbe Gel/Puder
Leukase N®	Framycetinsulfat	Puder/Salbe
Gentamycin 0,1%	Gentamicinsulfat	Creme/Salbe
Refobacin®		Creme
Sulmycin®		Creme/Salbe
Turixin®	Mupirocin	Salbe
Myacyne®	Neomycinsulfat	Puder/Salbe
Tyrosur®	Tyrothricin	Puder
	Kombinationen	
Terramycin®	Oxytetracyclin Polymyxin-B-sulfat	Salbe
Batrax®	Neomycinsulfat Bacitracin	Puder/Salbe
Cicatrex®		Puder/Salbe
Nebacetin®		Puder/Salbe
Tyrosur® Gel	Tyrothricin Cetylpyridiniumchlorid	Gel
Ichthoseptal®	Chloramphenicol Natriumbituminosulfonat (hell)	Creme Lösung

ausreichenden Daten vor, die allen Ansprüchen nach Wirksamkeit und Sicherheit genügen. Die Komplexizität der Ekzemerkrankungen mit mikrobieller Kontamination oder Infektion macht einen spezifischen Wirksamkeitsnachweis der verwendeten Substanzen unter kontrolliert klinischen Bedingungen praktisch unmöglich. Untersuchungsergebnisse kontrollierter Prüfungen gibt es nur für wenige Substanzen. Auch sie gestatten nur Hinweise, da weitere Rezepturbestandteile die Wirksamkeit, Stabilität, Freigabe und perkutane Absorption des entsprechenden Wirkstoffs in starkem Maße beeinflussen können.

Die lokale antibiotische Therapie muß vor allem Resistenzentwicklungen berücksichtigen. Deshalb ist insbesondere bei längerer topischer Behandlung des superinfizierten Ekzems das Erregerspektrum durch Wundabstriche zu bestimmen. Für die Wahl eines geeigneten Antibiotikums sind Kenntnisse über die verantwortlichen Erreger und ihr Verhalten in der Resistenzprüfung entscheidend.

Die Verfügbarkeit einer Kortikosteroid-Antibiotika-Kombination (s. Tabelle 8b) darf nicht zur kritiklosen Anwendung führen. Toxikologische, allergologische und mikrobiologische Aspekte sollten beim Einsatz derartiger Präparate immer berücksichtigt werden.

Iod-Tinkturen wurden bereits im vorigen Jahrhundert zur Behandlung von Wunden verwendet und gelten immer noch als sehr wirksame Antiseptika. Auf der Haut sind 1%ige Iod-Tinkturen im Okklusionstest und im Keimausbreitungstest wirksam. Die lokale Toxizität ist gering im Verhältnis zur starken Wirksamkeit. Polyvidon-Iod-haltige Präparate sind im Vergleich zu einer Iod-Lösung vergleichbar wirksam.

2.6.3 Pharmakokinetik

Fast alle Ekzemerkrankungen gehen mit einer gestörten Barrierefunktion der Haut einher. Die erhöhte Penetration topisch applizierter Substanzen muß deshalb immer berücksichtigt werden. Eine perkutane Absorption von Tetracyclin, Gentamicin, Polymyxin B und Iod ist nicht immer auszuschließen. Insbesondere bei lang dauernder, großflächiger, topischer Therapie sind entsprechende systemische Nebenwirkungen möglich. Bei Patienten mit Niereninsuffizienz (Anstieg von Reststickstoff und Serumkreatinin) ist Vorsicht bei der großflächigen externen Anwendung von Gentamicin geboten und die Möglichkeit einer hohen perkutanen Absorption von Polymyxin B ist im Hinblick auf die Nephrotoxizität des Antibiotikums zu beachten.

Bei großflächiger topischer Anwendung von Iod kann der Serumiodspiegel auf das Zehnfache des Normalwertes ansteigen. Systemische Nebenwirkungen sind dann nicht auszuschließen. Aus dem exzessiven Iodangebot kann eine vorübergehende Hypothyreose resultieren. Die makromolekulare Trägersubstanz besitzt hygroskopische Eigenschaften. Bei ausgedehnten Wunden können auch diese Moleküle absorbiert werden. Da sie nicht ohne weiteres nierengängig sind, verweilen sie lange im Organismus.

2.6.4 Indikationen

Bei Superinfektionen des Ekzems in begrenzter Ausdehnung ist ein lokal antibakteriell wirksames Präparat indiziert. Wenn das Erregerspektrum unbekannt ist, kann auf Chinolin-Derivate oder Polyvidon-Iod-haltige Präparate (Tabelle 15, Tabelle 16), auch als Magistralrezeptur, zurückgegriffen werden. Zur antibiotischen Lokaltherapie eignen sich Chlor- und Oxytetracyclin, Fusidinsäure, Gentamicin, Neomycin und Bacitracin (s. Tabelle 14). Für die häufigen Staphylokokkeninfekte der Haut ist, neben dem heute viel verwendeten Gentamicin (Sulmycin®, Refobacin®), auch Erythromycin gut wirksam. Fusidinsäure hat sich als Reservemittel bei schweren Infektionen mit Staphylokokken bewährt. In einigen Fällen kann auch ein Kombinationspräparat indiziert sein, um gramnegative und -positive Mikrororganismen zu eliminieren. Dafür eignen sich die Kombinationen von Neomycinsulfat und Bacitracin oder Chloramphenicol und Natriumbituminosulfonat (s. Tabelle 14).

Topische Kortikosteroide können für die initiale Reduzierung der entzündlichen Symptome infizierter Ekzeme nützlich sein und so der schnellen Abheilung dienen. Für den Therapiebeginn bieten

Tabelle 15. Polyvidon-Iod-haltige Antiseptika zur Therapie eines superinfizierten Ekzems. Auswahl ohne Gewähr auf Vollständigkeit

Handelsname	Darreichungsform
Betaisodona®	Salbe Wundgaze Lösung Perineal-Antiseptikum Wasch-Antiseptikum
Braunovidon®	Salbe Salbengaze
Freka-cid®	Salbe Puderspray
Polysept® Lösung	Lösung
Polydona®	Salbe
Sepso® J	Lösung
Traumasept®	Lösung Salbe

Tabelle 16. Chinolin-Derivate zur Therapie eines superinfizierten Ekzems. Auswahl ohne Gewähr auf Vollständigkeit

Handelsname	Wirkstoff	Darreichungsform	Anwendung
Chinosol S Vaseline	8-Chinolinolsulfat	Salbe	nach Bedarf
Chinosol 0,5/1 g		Tabletten	Spülungen Umschläge Bäder
Leioderm®		Creme	täglich auftragen
Solutio Hydroxychinolini 0,1%		Lösung	Spülungen Umschläge Bäder
Linola-sept®	Clioquinol	Emulsion	täglich auftragen

Steroid-Antibiotika-Kombinationen daher oft, je nach Diagnose, Vorteile.

Bei ausgedehnten Superinfektionen der Haut mit Staphylokokken ist die topische Therapie nicht indiziert. Die systemische Anwendung penicillinaseresistenter Penicilline, z. B. Oxacillin bzw. Flucloxacillin, ist dann der Lokalbehandlung vorzuziehen, zumal 20–50% aller Staphylokokkenstämme Penicillinase bilden. Alternativ können zu den penicillinaseresistenten Penicillinen die neueren Cephalosporine (z. B. Cefotaxim) eingesetzt werden. Unter multiresistenten Staphylococcus-aureus-Stämmen werden Populationen verstanden, die gegen penicillinasefeste Penicilline (z. B. Oxacillin) resistent sind, wie auch gegen Cephalosporine und Imipenem. Inzwischen sind derartige Stämme zu 95% auch gegen Aminoglykoside und Gyrasehemmer unempfindlich, so daß sie therapeutisch ein zunehmendes Problem darstellen.

2.6.5 Dosierungen

Das therapeutische Vorgehen bei der topischen Therapie hängt von der jeweiligen Indikation ab und sollte neben der speziellen Behandlung mit Antibiotika bzw. Antiseptika auch allgemeine Maßnahmen einschließen, die im gleichen Maß über den Therapieerfolg entscheiden können. Stark exsudative und ödematöse Areale sprechen gut auf austrocknende Maßnahmen, z. B. hypertone, feuchte Kompressen (1,5–3%ige NaCI-Lösung) an. Lokale Reinigungsmaßnahmen und sorgfältiges Debridement von Verkrustungen sowie Abschuppung sind wichtige Voraussetzungen für das Erreichen optimaler Konzentrationen topischer Antibiotika an superinfizierten Stellen. Die Paste ist eine sinnvolle Grundlage zur Therapie des superinfizierten Ekzems in den intertriginösen Bereichen. Auch eine austrocknende Behandlung mit z. B. Lotio zinci mit Zusatz von Vioform 0,5–1,0% ist in den intertriginösen Arealen sinnvoll. Zur Therapie superinfizierter und ausgedehnter Ekzeme eignen sich auch Rezepturen mit Triamcinolon 0,025–0,1% und Vioform 1–3% in Creme- oder Pastengrundlagen. Wichtig ist insbesondere die

Beseitigung der intertriginösen Verhältnisse durch Einlegen von Leinen- oder Baumwollstreifen.

Zur Therapie des kleinflächigen superinfizierten Ekzems ist die 1–3mal tägliche Applikation des entsprechenden Antibiotikums über wenige Tage ausreichend. Die tägliche Dosis Polymyxin B sollte bei lokaler Anwendung auf 2 mg/kg Körpergewicht begrenzt werden.

2.6.6 Unerwünschte Arzneiwirkungen

Die unkritische topische, antibiotische oder antiseptische Lokaltherapie ist zu vermeiden, da immer das Risiko einer Sensibilisierung besteht, die normale Keimflora der Haut gestört wird, und es bei großflächiger Anwendung zur Resorption und zu entsprechenden systemischen Nebenwirkungen kommen kann.

Kontaktsensibilisierungen sind häufig auf topisch verwendete Antibiotika, wie Neomycin und Gentamicin, die seit vielen Jahren zur Behandlung von Hautinfektionen verwendet werden, zurückzuführen. Unspezifische Hautirritationen dagegen findet man nur selten. Zudem sind bei längerer Anwendung Resistenzen der Keime möglich. Gentamicinresistente Stämme sind meistens auch neomycinresistent.

Allergische Reaktionen gegenüber Tetracyclin können in seltenen Fällen auftreten. Es besteht eine komplette Parallelresistenz zwischen den klassischen Tetracyclinen. Zudem sind Photodermatosen auch nach lokaler Anwendung von Tetracyclin nicht auszuschließen.

Das Sensibilisierungspotential von Bacitracin ist unbedeutend. Resistenzentwicklungen auf Bacitracin erfolgen verzögert. Parallelresistenzen sind nicht bekannt.

Tyrothricin wirkt hämolytisch und ist dementsprechend bei systemischer Gabe stark toxisch, so daß eine lokale großflächige Anwendung bei Ekzemerkrankungen vermieden werden sollte. Das Präparat ist bei Infektionen mit grampositiven Keimen gut wirksam, die Sensibilisierungsgefahr ist gering.

Die Resistenzentwicklung von Staphylokokken gegenüber Fusidinsäure erfolgt sehr schnell. Nebenwirkungen lokaler Art sind aber bisher nicht beobachtet worden.

Resistenzen bei topischer Therapie mit Chloramphenicol treten nur langsam auf. Die Inzidenz der kontaktallergischen Reaktionen auf Chloramphenicol hat mit dem selteneren Einsatz dieses Wirkstoffs abgenommen (1968–1977 etwa 3% der Fälle und 1989–1992 nur 0,2% der Fälle).

Die Anwendung von Iod-Tinkturen verursacht Brennen auf geschädigter Hautoberfläche. Eine Verzögerung der Wundheilung ist nicht auszuschließen. Elementare Iod-Präparate färben die Haut und können bei ca. 0,5% der Patienten zu allergischen Kontaktekzemen führen. Ein Irritationspotential der Polyvidon-Iod-haltigen Antiseptika auf gesunder und skarifizierter Haut ist praktisch nicht vorhanden. Die Polyvidon-Iod-haltigen Antiseptika bewirken weniger Schmerzen, wenn sie auf offene Wunden appliziert werden, als die Iod-Tinktur. Auch negative Effekte auf die Wundheilung konnten nicht festgestellt werden. Zudem ist das Risiko einer allergischen Spättypreaktion im Sinne einer Kontaktdermatitis gegenüber Polyvidon-Iod geringer als bei den rein elementaren Iod-Präparaten.

Kontaktallergische Reaktionen gegenüber Chinolin-Derivaten können, wenn auch selten, auftreten. Die halogenierten Chinolin-Derivate zeichnen sich durch ihre geringe systemische Toxizität aus.

2.6.7 Kontraindikationen

Die Anwendung eines topisch wirksamen Antibiotikums ist bei gleichzeitiger systemischer Therapie nicht sinnvoll, soweit dabei Substanzen mit unterschiedlichem Wirkungstyp (bakteriostatisch, bakterizid) zum Einsatz kommen.

Vorbestehende Panmyelopathien und hämolytischer Ikterus müssen auch bei lokaler Anwendung von Chloramphenicol als Kontraindikation angesehen werden, da mit einer relevanten perkutanen Resorption gerechnet werden muß. Eine langfristige Anwendung ist auf jeden Fall zu vermeiden.

Iod-haltige Derivate sind bei Iodüberempfindlichkeit, Schilddrüsenüberfunktion und bei Dermatitis herpetiformis Duhring kontraindiziert. Diese Desinfektionsmittel können die Schilddrüsendiagnostik stören.

Weitere Kontraindikationen für die Lokaltherapie bestehen in der Sensibilisierung gegenüber einem topisch wirksamen Antibiotikum.

2.6.8 Schwangerschaft/Stillperiode

Embryotoxische und fetotoxische Risiken bestehen bei der systemischen Aufnahme der zur topischen Therapie geeigneten Antibiotika bzw. Antiseptika. Demnach ist die Indikation für die topische Anwendung streng zu stellen. Die nachfolgenden Antibiotika und Antiseptika sind nicht für die topische Behandlung eines nässenden, großflächigen, superinfizierten Ekzems indiziert, da eine Resorption nicht ausgeschlossen werden kann und entsprechende Nebenwirkungen, wie sie auch bei der systemischen Applikation bekannt sind, auftreten können.

Die systemische Anwendung von Aminoglykosid-Antibiotika ist in der Schwangerschaft und während der Stillzeit kontraindiziert, da ein embryotoxisches und fetotoxisches Risiko beim Menschen besteht. Die wiederholte und großflächige Anwendung von Tetracyclin bei Schwangeren und Kleinkindern sollte möglichst unterbleiben. Ausreichende Erfahrungen über embroytoxische und teratogene Wirkungen von Chloramphenicol beim Menschen liegen nicht vor, Tierversuche erbrachten aber derartige Effekte. Chloramphenicol geht in die Muttermilch über und kumuliert beim Säugling. Die Indikation für eine kurzfristige topische Anwendung ist streng zu stellen.

Ausreichende Erfahrungen über die topische Anwendung von Mupirocin beim Menschen während der Schwangerschaft liegen ebenfalls nicht vor. Der Tierversuch erbrachte keine Hinweise auf embryotoxische oder teratogene Wirkungen. Mupirocin geht in die Muttermilch über. Eine Schädigung des Säuglings ist bisher nicht bekannt.

Die umfangreiche Anwendung von Iod-haltigen Präparaten am Menschen hat keinen Verdacht auf eine embryotoxische oder teratogene Wirkung ergeben. Auch der Tierversuch erbrachte keinen Hinweis auf eine embryotoxische oder teratogene Wirkung. Dennoch besteht ein Risiko des Feten durch resorbiertes Iod. Die Indikation für die wiederholte und großflächige Anwendung während der Schwangerschaft und Stilllzeit ist daher streng zu stellen.

Die topische Anwendung von Chinosol-haltigen Präparaten ist während der Schwangerschaft kontraindiziert, da teratogene Wirkungen, die in Tierversuchen auftraten, beim Menschen nicht ausgeschlossen werden können. Aus Vorsichtsgründen ist die Behandlung auch während der Stillzeit kontraindiziert, obwohl nicht sicher ist, ob Chinosol-haltige Präparate in die Muttermilch übergehen.

2.6.9 Interaktionen mit anderen Medikamenten

Die Wirkung von Tetracyclin wird durch metallische Kationen antagonisiert (Chelatbildung).

2.7 Ciclosporin

Ciclosporin ist ein zyklisches Polypeptid bestehend aus 11 Aminosäuren, das 1975 aus dem Pilz *Tolypocladium inflatum gams* isoliert und charakterisiert wurde. Seit der Einführung 1978 wird Ciclosporin als Immuntherapeutikum bei Organ- und Knochenmarktransplantationen und Graft-versus-Host-Krankheit eingesetzt. Seit ca. 10 Jahren werden auch schwere dermatologische Erkrankungen mit Ciclosporin therapiert (Berth-Jones et al. 1996).

2.7.1 Wirkungen

Ciclosporin wirkt immunsuppressiv, indem es die Funktion der T-Helfer-Lymphozyten, nicht aber die der T-Suppressor-Lymphozyten, beeinflußt. Im Gegensatz zu anderen Immunsuppressiva kommt es unter Ciclosporin nicht zu einer Depletion der T-Lymphozyten.

2.7.2 Wirkungsmechanismen

Die Wirkungsmechanismen von Ciclosporin sind komplex. Die immunsuppressive Wirkung beruht auf der Hemmung der T-Helfer-Lymphozyten in ihrer frühen Aktivierungsphase. Dabei wird vornehmlich die Synthese und Sekretion von Interleukin-1 und -2 sowie die von Interferonγ (IFNγ) inhibiert. Bereits aktivierte T-Helfer-Lymphozyten werden nicht beeinflußt.

Auf zellulärer Ebene bindet Ciclosporin an das zytoplasmatische Protein Cyclophilin. Der Ciclosporin-Cyclophilin-Komplex bindet an das Enzym Calcineurin. Durch die Bildung eines Calcineurin-Ciclosporin-Cyclophilin-Komplexes wird die Phosphatase-Aktivität von Calcineurin gehemmt. Dies unterdrückt die Aktivierung des im Zytoplasma in phosphorylierter Form vorhandenen Transkriptionsfaktors NF-AT. Demzufolge ist die Informationsübertragung zwischen Zytoplasma und Nukleus in den T-Lymphozyten unterbrochen und die für T-Lymphozyten spezifische IL-2 Genaktivierung findet nicht mehr statt.

In höheren Konzentrationen unterdrückt Ciclosporin die Antigenpräsentation der Monozyten, Makrophagen und der Langerhanszellen. Beim atopischen Ekzem wird eine Reifungsstörung der T-Suppressor-Lymphozyten und ein damit einhergehender gestörter Ablauf der humoralen und zellulären Immunität angenommen (s. 1.4.1). Die beim atopischen Ekzem hauptsächlich vorhandenen T-Helfer-Lymphozyten sezernieren die Zytokine IL-4 und IL-5. IL-4 stimuliert die IgE-Synthese, wodurch die hohen IgE-Spiegel beim Atopiker erklärt werden. IL-5 aktiviert die eosinophilen Granulozyten, die gewebeschädigende Proteine enthalten und in der ekzematösen Haut nachweisbar sind. Perkutan absorbierte Antigene können beim Atopiker nicht nur allergische Soforttypreaktionen auslösen, sondern auch an allergenspezifisches IgE auf der Oberfläche der Langerhanszellen binden und dadurch die Aktivierung von T-Lymphozyten auslösen. Die Antigenpräsentation der Langerhanszellen und die Funktion der T-Helfer-Lymphozyten wird durch Ciclosporin unterdrückt. Unter anderem wird die Sekretion von IL-4 und damit die Synthese der IgE-Antikörper reduziert. Unter Ciclosporin kommt es auch zur verminderten Degranulation der Mastzellen und damit zur verminderten Freisetzung von Histamin.

2.7.3 Wirksamkeit

Die Wirksamkeit von Ciclosporin beim schweren chronischen, therapierefraktären, atopischen Ekzem wurde in mehreren Studien, u. a. einer offenen Multicenterstudie an 27 Kindern mit schwerem atopischen Ekzem, belegt (Berth-Jones et al. 1996). Unter 5 mg Ciclosporin/kg Körpergewicht/Tag stellte sich bei allen 27 behandelten Kindern eine Besserung der Sympomatik ein. Bei 22 der 27 Kinder wurde sogar eine komplette Abheilung erzielt.

2.7.4 Pharmakokinetik

Die Resorption von Ciclosporin nach oraler Einnahme ist unvollständig. Maximale Plasmakonzentrationen werden nach Einnahme von Ciclosporin innerhalb von 16 Stunden erreicht. Der Wirkstoff verteilt sich größtenteils außerhalb des Plasmas, d. h. er ist zwischen Plasma (35–50%), Lymphozyten (5–10%), Granulozyten (5–10%) und Erythrozyten (40–50%) verteilt. Bei hohen Konzentrationen wird die Aufnahme durch Leukozyten und Erythrozyten gesättigt. Im Plasma ist Ciclosporin zu etwa 90% an Lipoproteine gebunden. Ciclosporin hat eine Halbwertszeit von 19 Stunden.

Ciclosporin wird weitgehend metabolisiert. Der Abbau erfolgt hauptsächlich über Cytochrom-P450-abhängige Monooxygenasen, speziell CYP-3A in der Leber. Die terminale Eliminationshalbwertszeit von Ciclosporin beträgt 6,3 Stunden bei gesunden Personen, aber 20,4 Stunden bei Patienten mit schweren Lebererkrankungen. Die Ausscheidung erfolgt hauptsächlich über die Galle (94%) und nur zu 6% über den Urin.

2.7.5 Indikationen

Dermatologische Indikationen für Ciclosporin sind schwere Formen der Psoriasis. Ende 1997 wurde Ciclosporin auch zur Therapie des schweren chronischen, therapierefraktären, atopischen Ekzems zugelassen. Die Therapie erfolgt systemisch.

2.7.6 Dosierungen

Ciclosporin (Sandimmun®) wird als Lösung zum Einnehmen (1 ml à 100 mg Ciclosporin), als Infusionslösung (1 ml à 50 mg Ciclosporin) und als Kapsel (à 25 und 100 mg) sowie als Mikroemulsion (Sandimmun® Optoral) angeboten. Die Mikroemulsion gewährleistet eine bessere Resorption und einen gleichmäßigeren Wirkungsspiegel und ist als Lösung zum Einnehmen oder als Kapsel (à 25, 50 und 100 mg) erhältlich.

Bei den meisten Patienten mit schwerem chronischen, therapierefraktären, atopischen Ekzem führen Kurzzeitbehandlungen über 3–6 Wochen zu rascher Remission. Hervorzuheben ist dabei die Reduktion des starken Juckreizes.

Häufig kommt es nach Absetzen einer 3–6wöchigen Therapie mit 5 mg/kg Körpergewicht (KG)/Tag zu einem Rezidiv. Die Dosierung sollte deshalb langsam reduziert werden. Auch erfolgt die Behandlung des atopischen Ekzems mit Anfangsdosen von 2,5–3,5 mg/kg KG/Tag. Patienten, die keine Nebenwirkungen entwickeln, können auch über längere Zeitperioden behandelt werden. Als niedrigste effektive Dosierung für Erwachsene wurden 0,5–1,5 mg/kg KG/Tag ermittelt. Die Reduzierung der Dosis kann nach zwei unterschiedlichen Konzepten durchgeführt werden:

1. kontinuierliche Absenkung der Tagesdosis
2. Beibehaltung der Tagesdosis, aber Reduzierung der Behandlungstage pro Woche

Die Kurzzeitbehandlung des schweren atopischen Ekzems mit Ciclosporin ist wirkungsvoll und unbedenklich, solange der Blutdruck und die entsprechenden Laborparameter regelmäßig kontrolliert werden. Es wird empfohlen, Kreatininerhöhungen um höchstens 30% des Ausgangswertes zu tolerieren und die maximale Tagesdosis von Ciclosporin auf 5 mg/kg KG zu begrenzen. Sollte der Kreatiningehalt im Serum 14 Tage nach einer ersten Dosisreduktion um mindestens 0,5 mg/kg KG nicht sinken, muß die Ciclosporindosis noch einmal um mindestens 0,5–1,0 mg/kg KG reduziert werden. Bei Persistenz des erhöhten Serumkreatinins ist die Behandlung abzubrechen.

Am Ende einer 6wöchigen Behandlungsperiode bessern sich der klinische Befund (Merkmale: Erythem, Ödem, Bläschen, Verkrustung, Exkoriationen, Schuppenbildung, Lichenifikation und Pigmentänderungen), der SCORAD (severity scoring of atopic dermatitis), der Juckreiz und damit auch die Schlafstörungen.

2.7.7 Unerwünschte Arzneiwirkungen

Bei der Verwendung von Ciclosporin muß immer an eine mögliche Beeinträchtigung der Nierenfunktion gedacht werden. Die Nierenfunktionseinschränkungen sind durch funktionelle Veränderungen bedingt, die reversibel sind, wenn die Dosis reduziert oder Ciclosporin abgesetzt wird. Durch Vasokonstriktion der afferenten Arterie des Glomerulus sinkt die glomeruläre Filtrationsrate und kann der Serum-Kreatinin-Wert über 130% ansteigen. Strukturelle Gefäßschädigungen folgen den funktionellen Gefäßschädigungen nur dann, wenn die Dosis nicht reduziert wird. Für die Therapieüberwachung reicht in der Praxis die Bestimmung des Serum-Kreatinins und der Nierenfunktion. Etwa 3 Monate nach Absetzen der Medikation ist ein Rückgang zu den Ausgangswerten zu erwarten, sofern nicht strukturelle Gefäßschädigungen vorliegen.

Infolge der Vasokonstriktion und Volumenretention kann unter Ciclosporin eine initiale Erhöhung der Blutdruckwerte auftreten. Bei zweimaligem Überschreiten des Grenzwertes von 160/95 mmHg bei zwei aufeinanderfolgenden Kontrollen sollte mit einer antihypertensiven Behandlung mit Nifedipin oder Isradipin (Calciumantagonisten vom Dihydropyridintyp) begonnen werden.

Ciclosporin kann auch zum Anstieg von Bilirubin und Leberenzymen im Serum führen, diese Veränderungen sind dosisabhängig und reversibel.

Jede immunsuppressive Therapie erhöht das Risiko einer Malignomentstehung. Unter Ciclosporin treten selten Spinaliome, Kaposi-Sarkome, benigne und maligne Lymphome auf.

Bei langer Behandlungsdauer sind ferner Hypertrichose, Tremor, Müdigkeit, Gingivitis hypertrophicans, gastrointestinale Beschwerden und Parästhesien nicht selten. Gelegentlich können Kopfschmerzen, Akne, allergische Exantheme, Hyperglykämien, Anämie, Hyperurikämie, Hyperhidrose, Gewichtszunahme, Gesichtsödeme, Magenulzera, Konvulsionen und eine reversible Dysmenorrhoe oder Amenorrhoe auftreten. Da auch eine Hyperkaliämie oder Hypomagnesiämie auftreten kann, wird die Bestimmung des Kalium- und Magnesium-Blutspiegels empfohlen. Bei ansonsten gesunden Patienten mit schwerem atopischen Ekzem sind Nebenwirkungen jedoch insgesamt selten.

2.7.8 Kontraindikationen

Kontraindiziert ist die Therapie mit Ciclosporin bei Atopikern mit Nierenfunktionsstörungen, Infektionskrankheiten, malignen Tumoren, unkontrollierbarem Bluthochdruck, schwerwiegenden Lebererkrankungen, gleichzeitiger Anwendung von PUVA oder Methotrexattherapie und Alkoholerkrankungen.

2.7.9 Schwangerschaft/Stillperiode

Ausreichende Erfahrungen über die Mutagenität und Teratogenität von Ciclosporin liegen bisher nicht vor. Deshalb sollte Ciclosporin während der Schwangerschaft nur eingesetzt werden, wenn der positive Nutzen die möglichen Risiken überwiegt. Verglichen mit anderen immunsuppressiven Therapien besteht bei der Therapie mit Ciclosporin kein erhöhtes Risiko einer schädlichen Wirkung auf den Schwangerschaftsverlauf und die Geburt. Ciclosporin geht in die Muttermilch über. Deshalb sollten stillende Mütter nicht mit Ciclosporin behandelt werden. Bei dringender Indikation muß vom Stillen abgesehen werden.

2.7.10 Interaktionen mit anderen Medikamenten

Zahlreiche Interaktionen von Ciclosporin mit anderen Medikamenten sind bekannt. Diese sind z. T. pharmakodynamischer, z. T. auch pharmakokinetischer Ursache. Ciclosporin sollte außer mit Kortikosteroiden nicht mit anderen Immunsuppressiva kombiniert werden, da eine übermäßige Immunsuppression die Infektionsanfälligkeit erhöht und möglicherweise die Bildung von Lymphomen verursacht. Bei der gleichzeitigen Anwendung von Ciclosporin und anderen Verbindungen mit bekannter nephrotoxischer Wirkung, z. B. Aminoglykosiden, wie Gentamycin und Tobramycin, Amphotericin B, Ciprofloxacin, Melphalan, Trimethoprim und Sulfamethoxazol, nicht-steroidalen Antiphlogistika wie Diclofenac, Naproxen und Sulindac ist besondere Vorsicht geboten. Ciclosporin erhöht die Bioverfügbarkeit von Diclofenac deutlich.

Arzneimittel, die das Cytochrom-P450-abhängige Enzymsystem hemmen bzw. stimulieren, erhöhen bzw. setzen die Ciclosporin-Spiegel herab. Erhöht wird die Konzentration von Ciclosporin im Blut durch Azolantimykotika, einige Makrolidantibiotika, Doxycyclin, orale Kontrazeptiva, Propafenon, Methylprednisolon, Metoclopramid, Danazol, Allopurinol, Amiodaron, Cholsäure und seine Derivate sowie einige Calciumantagonisten wie Diltiazem, Nicardipin und Verapamil. Gesenkt wird die Konzentration von Ciclosporin im Blut durch Barbiturate, Carbamazepin, Phenytoin, Metamizol, Rifampicin, Nafcillin, Octreotid, Probucol und intravenös verabreichtes Sulfadimidin und Trimethoprim. Die renale Clearance von Digoxin, Colchicin, CSE-Hemmern und Prednisolon wird durch Ciclosporin vermindert.

Fettreiche Mahlzeiten können die Bioverfügbarkeit von Ciclosporin erhöhen. Auch Grapefruitsaft kann durch Wechselwirkung mit dem Cytochrom-P450-System die Blutspiegel von Ciclosporin erhöhen.

2.8 SDZ ASM 981

SDZ ASM 981 ist ein neues Ascomycin-Macrolactamderivat, das speziell für die Behandlung von entzündlichen Hauterkrankungen entwickelt wurde. Aufgrund seiner Penetrationseigenschaften sowie der guten lokalen und systemischen Verträglichkeit ist SDZ ASM 981 sowohl für die topische als auch für die orale Therapie vorgesehen (Meingassner et al. 1997).

2.8.1 Wirkungen und Wirksamkeit

SDZ ASM 981 ist die erste nicht-steroidale Substanz, die nach topischer Applikation klinische Wirksamkeit beim Kontaktekzem zeigt. In Tiermodellen des allergischen, irritativen und allergischen Kontaktekzems wird die entzündliche Hautreaktion nach topischer oder oraler Applikation von SDZ ASM 981 deutlich gehemmt (Meingassner et al. 1997).

Beim allergischen Kontaktekzem des Schweins, das für die Wirkung bei Menschen am aussagekräftigsten ist, erwies sich SDZ ASM 981 nach topischer Applikation als ebenso wirksam wie das hochpotente Kortikosteroid Clobetasol-17-propionat. Im Gegensatz zu den Kortikosteroiden induziert SDZ ASM 981 bei Schweinen nach topischer Applikation keine Hautatrophie. Im Modell der lokalisierten Graft-versus-Host-Reaktion bei Ratten, das für die Abschätzung einer immunsuppressiven Wirkung eingesetzt wird, ist SDZ ASM 981 nach systemischer Gabe wenig wirksam.

Klinische Studien zeigen eine schnelle und ausgeprägte Wirkung von 1%iger ASM-Creme auf die Hautsymptomatik und den Juckreiz beim atopischen Ekzem. Auch beim allergischen Kontaktekzem auf Nickel erwies sich ASM-Creme als wirksam.

2.8.2 Wirkungsmechanismen

SDZ ASM 981 inhibiert in T-Lymphozyten, bei Stimulierung mit antigenpräsentierenden Zellen, die Produktion der Th1-Zytokine wie IL-2 oder Interferonγ und die der Th2-Zytokine wie IL-4 oder IL-10. In Mastzellen unterdrückt SDZ ASM 981, bei Stimulation über den Fcε-Rezeptor, die Synthese des proinflammatorischen Botenstoffes TNF-α, aber auch die Freisetzung präformierter entzündungsfördernder Wirkstoffe wie Hexosaminidase, Tryptase oder Histamin. SDZ ASM 981 hemmt auch die Proliferation der T-Zellen nach spezifischer oder unspezifischer Stimulation, es hat jedoch keinen Einfluß auf das spontane Wachstum anderer Zellinien.

2.8.3 Pharmakokinetik

Nach topischer Behandlung des atopischen Ekzems ist die systemische Verfügbarkeit von SDZ ASM 981 gering. In einer klinischen Studie, in der bis zu 60% der Körperoberfläche von Patienten mit atopischem Ekzem mit SDZ ASM 981 behandelt wurde, lag der Wirkstoffgehalt in 72% der Blutproben unter 0,4 ng/ml und 99% unter 1 ng/ml.

2.8.4 Indikationen und Dosierung

Die primäre Indikation für den Einsatz von SDZ ASM 981 wird die Behandlung des atopischen Ekzems sein (Van Leent et al. 1997). Auch das allergische und irritative Kontaktekzem und eine Reihe von anderen entzündlichen Dermatosen sind denkbare Indikationen für SDZ ASM 981.

Für die topische Applikation wird SDZ ASM 981 in Form einer 1%igen Creme entwickelt. In klinischen Studien wird überprüft, inwieweit SDZ ASM 981 bei systemischer Behandlung wirksam und gut verträglich ist und Vorteile gegenüber etablierten Therapieformen bei Ekzemen – und der Psoriasis – aufweist.

2.8.5 Unerwünschte Arzneimittelwirkungen

Als unerwünschte Ereignisse bei Anwendung von SDZ ASM 981 wurden bisher hauptsächlich mild bis mäßig stark ausgeprägte Hautirritationen (Brennen und Erythem) in den ersten drei Behandlungstagen und Hauttrockenheit beschrieben. Spezifische systemische Nebenwirkungen konnten bisher nicht identifiziert werden.

2.8.6 Kontraindikationen

SDZ ASM 981 sollte nicht bei akuten viralen Infektionen angewendet werden. Falls gleichzeitig Pilzinfektionen oder bakterielle Infektionen der Haut vorliegen, sollten diese adäquat behandelt werden.

SDZ ASM 981 ist nicht mutagen oder teratogen. Klinische Erfahrungen zum Einsatz bei Schwangerschaft oder Stillperiode existieren jedoch bisher nicht.

2.8.7 Interaktionen mit anderen Medikamenten

Bislang existieren keine Informationen über Interaktionen zwischen topisch appliziertem SDZ ASM 981 und anderen Medikamenten.

2.9 Tacrolimus

2.9.1 Wirkungen und Wirkungsmechanismen

Tacrolimus (FK 506) ist ein Produkt des Bodenpilzes *Streptomyces tsukubaensis.* Chemisch handelt es sich um ein hydrophobes Makrolidlacton, dessen Molekulargewicht 822 Dalton beträgt, das unter demjenigen von Ciclosporin liegt (s. 2.7). Tacrolimus ist der Prototyp einer neuen Klasse von topisch wirksamen immunsuppressiven Medikamenten, die ein großes Potential in der Behandlung entzündlicher Hautkrankheiten - insbesondere des atopischen Ekzems - besitzen. Fast fünf Jahrzehnte nach der Einführung der Glukokortikosteroide ist dieses Medikament das erste neue antientzündliche Medikament mit nachgewiesener lokaler Wirksamkeit bei atopischem Ekzem und dürfte den Weg für Substanzen mit ähnlichen Wirkungen bahnen. Der Ausgangspunkt für die Entwicklung der topischen Immunsuppressiva ist die Beobachtung der Wirksamkeit von Ciclosporin bei entzündlichen Dermatosen. Während diese Substanz bei topischer Gabe im Gegensatz zur systemischen Verabreichung unwirksam ist, konnte eine äußerliche Wirksamkeit von Tacrolimus in kontrollierten Studien nachgewiesen werden.

Für die bessere topische Wirksamkeit von Tacrolimus verglichen mit Ciclosporin dürfte eine bessere Penetration infolge des niedrigeren Molekulargewichts (s. o.) verantwortlich sein. In vitro wirkt Tacrolimus 10 bis 100mal stärker als Ciclosporin A. Die Hemmung der T-Lymphozyten ist auf die Bindung von Tacrolimus an das intrazelluläre FK-bindende Protein (FKBP) zurückzuführen. Ähnlich wie die immunsuppressive Wirkung von Ciclosporin hemmt der Rezeptor-Ligand-Komplex die Funktion von Calcineurin und damit die Aktivierung des Transkriptionsfaktors NF-AT. Die Tacrolimus-vermittelte Hemmung des Calcineurins resultiert somit in einer Hemmung der Zytokinproduktion.

Neben den T-Lymphozyten sind Mastzellen ein weiterer Angriffspunkt für Tacrolimus. Die Substanz hemmt die Histaminfreisetzung aus diesen Zellen sowie Granulozyten.

Für die Wirksamkeit beim atopischen Ekzem dürfte schließlich die Wirkung auf die epidermalen Zytokine sowie die Fcε-Rezeptor-Expression von großer Bedeutung sein.

2.9.2 Wirksamkeit

Bei der systemischen Gabe zeigte Tacrolimus eine gute Wirksamkeit bei Psoriasis und anderen entzündlichen Hautkrankheiten, wobei die bisherigen Erfahrungen keinen wesentlichen Vorteil gegenüber dem etablierten Therapeutikum Ciclosporin A erkennen lassen (Ruzicka et al. 1998).

Anders ist die Situation bei der äußerlichen Anwendung, bei der Ciclosporin A unwirksam ist oder nur geringe Wirksamkeit aufweist. 1%ige Tacrolimus-Salbe zeigte starke und schnelle therapeutische Wirkungen beim atopischen Ekzem im Gesichts- und Halsbereich. Auch Konzentrationen zwischen 0,03 und 0,3% erwiesen sich in einer offenen Studie an 50 Patienten mit therapieresistentem atopischen Ekzem als gut wirksam. In einer kontrollierten, doppelblinden Studie der European Tacrolimus Multicenter Atopic Dermatitis Study Group wurden die Wirkungen von 0,03, 0,01 und 0,3% Tacrolimus-Salbe mit der Salbengrundlage in einer dreiwöchigen Behandlungsperiode untersucht. Tacrolimus zeigte statistisch signifikante, dramatische Wirksamkeit auf alle Parameter des atopischen Ekzems inklusive Juckreiz. Die Besserung setzte schnell ein und war bereits nach dreitägiger Anwendung zu erkennen. Die einzige Nebenwirkung bestand in brennender Mißempfindung am Auftragungsort. Kürzlich veröffentlichte Studien zeigen ähnliche Wirksamkeit auch beim atopischen Ekzem im Kindesalter. Wirksamkeit und Unbedenklichkeit bei Einsatz über einen längeren Zeitraum sowie der Vergleich der Wirksamkeit mit Kortikosteroiden sind Gegenstände derzeitiger klinischer Prüfungen.

Die vorliegenden Informationen erlauben die Schlußfolgerung, daß Tacrolimus, eventuell auch verwandte, topisch wirksame Immunsuppressiva, neben den Kortikosteroiden die wichtigsten Medikamente für die Behandlung des atopischen Ekzems in den nächsten Jahren werden könnten.

In Pilotstudien zeigte Tacrolimus auch eine gute Wirksamkeit beim allergischen Kontakekzem.

2.9.3 Pharmakokinetik

Bei der topischen Anwendung wird Tacrolimus nur in geringem Umfang von gesunder Haut resorbiert. Bei der ekzematös geschädigten Haut liegt die Resorptionsrate jedoch höher. Nach Besserung des Ekzems kommt es innerhalb weniger Tage zur Reduktion der perkutanen Aufnahme. Im Blut finden sich nach topischer Applikation von Tacrolimus wesentlich geringere Konzentrationen als die, die bei der systemischen Gabe im Rahmen von Organtransplantationen vorliegen. Kutaner Metabolismus von Tacrolimus wurde bisher nicht beschrieben, die systemische Verstoffwechslung erfolgt über Cytochrom P 450 3A4.

2.9.4 Indikationen und Dosierung

Die wichtigste Indikation für Tacrolimus im Bereich der Dermatologie wird vermutlich das atopische Ekzem darstellen. Für Kontaktekzeme liegen bislang wenige Studienergebnisse vor, die Wirksamkeit dürfte jedoch ähnlich wie beim atopischen Ekzem sein. Für die topische Anwendung wird Tacrolimus vermutlich als 0,1%ige Salbe zum Einsatz kommen.

Neben den Ekzemen ist die Wirksamkeit von Tacrolimus bei Ciclosporin-responsiven Dermatosen von Interesse. Vorläufige Mitteilungen liegen bereits über den erfolgreichen Einsatz bei Morbus Behcet sowie bei Pyoderma gangraenosum vor. Alopecia areata, Lupus erythematodes und andere immunmediierte Dermatosen sind weitere potentielle Einsatzgebiete dieses Medikaments.

Es ist bislang unklar, ob das Medikament auch für die systemische Gabe bei entzündlichen Dermatosen weiter entwickelt wird.

2.9.5 Unerwünschte Arzneiwirkungen

Bei der topischen Applikation von Tacrolimus konnten bisher keine systemischen Nebenwirkungen beobachtet werden. Die einzige Nebenwirkung bestand in einer brennenden Mißempfindung, die nicht zu Therapieabbrüchen Anlaß gab. Von großem Interesse ist die Tatsache, daß Tacrolimus in Gegensatz zu den meisten Kortikosteroiden bei der äußerlichen Anwendung keine Atrophie verursachte.

2.9.6 Kontraindikationen

Aufgrund der immunsuppressiven Wirkung sollte Tacrolimus nicht bei floriden Infektionen sowie bekannten Malignomen eingesetzt werden.

2.9.7 Schwangerschaft/Stillperiode

Erfahrungen mit dem Einsatz des Medikaments während der Schwangerschaft und Stillperiode existieren bislang nicht.

2.9.8 Interaktionen mit anderen Medikamenten

Es liegen bislang keine Informationen über klinisch relevante Interaktionen zwischen topisch appliziertem Tacrolimus und anderen Medikamenten vor.

2.10 Phytotherapie

Als Phytotherapie bezeichnet man die Anwendung von Arzneipflanzen, Pflanzenteilen und der daraus hergestellten Zubereitungen, in denen das komplexe Stoffgemisch der Pflanze weitgehend enthalten ist. In diesem Stoffgemisch befinden sich Inhaltsstoffe, die eine pharmakologische Wirkung ausüben. Es handelt sich um Produkte des Sekundärstoffwechsels, die eine Pflanze während ihres Wachstums bildet und die beispielsweise dem Schutz vor Viren, Bakterien und Pilzen dienen. Bei den heute verwendeten Arzneipflanzen handelt es sich um sogenannte mild-wirksame Heilpflanzen. Die Wirkung läßt sich nicht auf eine einzige Substanz zurückführen, vielmehr scheint ein Gemisch mehrerer Inhaltsstoffe relevant zu sein. Beispielsweise gelang es trotz erheblicher Forschungsarbeiten nicht, aus der Kamille eine klinisch verwertbare, chemisch definierte Reinsubstanz zu isolieren. Mild-wirksame Heilpflanzen enthalten zudem Ballast- und Begleitstoffe („Koeffektoren“), die die Aufnahme der Wirkstoffe in den Organismus beeinflussen.

Neben den mild-wirksamen Heilpflanzen gibt es stark-wirksame (Gift-)Pflanzen, bei denen sich eine Wirkung auch mit den isolierten, chemisch definierten Reinsubstanzen erzielen läßt (z. B. Glykoside aus dem Fingerhut – Digitalis).

Zu den wichtigsten pflanzlichen Inhaltsstoffen gehören die Alkaloide, Bitterstoffe, Flavonoide, Gerbstoffe, Glykoside, Saponine, ätherische Öle sowie Vitamine, Mineralien und Spurenelemente. Hemmstoffe der 5-Lipoxygenase werden als spezifisch wirkende Stoffe beschrieben (Willuhn 1996). Die Inhaltsstoffe sind meistens nicht gleichmäßig über die gesamte Pflanze verteilt. Sie werden bevorzugt jeweils in Blüten, Blättern, Samen, Rinde oder Wurzeln gespeichert.

Da die Pathogenese der meisten Ekzemerkrankungen nicht bekannt ist und eine kausale Behandlung des Ekzems, wie z. B. beim allergischen Kontaktekzem, nicht immer möglich ist, ist es verständlich, daß nach Alternativen zur klassischen schulmedizinischen Therapie gesucht wird. Hierbei sind die Phytopharmaka von besonderer Bedeutung, da für viele Pflanzeninhaltsstoffe – meist in vitro – eine antivirale, antibakterielle, antimykotische und entzündungshemmende Wirkung gezeigt werden konnte (Schwarz 1995; Willuhn 1992). Seit Jahrhunderten werden pflanzliche Zubereitungen zur Behandlung des chronischen Ekzems verwendet. Die naturwissenschaftlich fundierte Medizin verlangt jedoch mehr als nur Empirie. Demzufolge ist man heute bemüht, die pflanzlichen Zubereitungen auf ihre klinische Wirksamkeit und Unbedenklichkeit hin zu objektivieren. Ihr therapeutischer Nutzen und die Nebenwirkungen müssen wie bei jedem anderen Arzneimittel durch klinische Studien evaluiert werden. Pharmakologie und pharmazeutische Biologie erforschen darüber hinaus die Wirkung von relevanten Einzelsubstanzen bzw. Substanzgruppen. Die Interpretation einer klinischen Studie mit einem Externum wird dadurch erschwert, daß allein durch eine gute galenische Zubereitung ein therapeutischer Effekt erzielt werden kann. Wissenschaftlich anerkannte Studien mit phytopharmakahaltigen Externa erfordern für einen Wirksamkeitsnachweis eine interindividuelle Kontrolle (Parallelgruppen-Vergleich) und ggfs. eine intraindividuelle Kontrolle (Halbseitenversuch mit der entsprechenden Grundlage).

Zur Bewertung des verfügbaren Wissens über Arzneipflanzen wurde in den Jahren 1982–1996 eine eigene Kommission (Kommission E) am Bundesgesundheitsamt eingerichtet. Diese faßte in den sogenannten „Monographien" anerkannte Indikationen, Dosierungen, Nebenwirkungen, Wechselwirkungen usw. zusammen. Von den über 300 erstellten Monographien sind nur wenige negativ, was einer Einschätzung als obsolete Pharmaka gleichkommt.

Zur externen Therapie des Ekzems eignen sich Umschläge mit wäßrigen oder alkoholischen Extrakten. Der einfachste wäßrige Extrakt wäre eine Art Teezubereitung, als „Abkochung" oder „Kaltmazerat". Alkoholische Extrakte mit so hohem Alkoholgehalt, daß die Lösung gegen Mikroorganismen stabilisiert ist, sind „Tinkturen". Es kommen auch flüssige Extrakte mit anderen organischen Lösungsmitteln oder „fetten Ölen" in Frage. Die Polarität des Lösungsmittels beeinflußt das Stoffspektrum des Extraktes. Bezüglich der Dosierung ist das sogenannte„Droge-Extrakt-Verhältnis" maßgebend, das angibt, wieviel Droge (=getrocknete Arzneipflanze) für eine Gewichtseinheit Extrakt eingesetzt wurde. „Fette Öle" werden durch Kaltpressung aus entsprechenden Pflanzen(teilen) isoliert. Dagegen werden ätherische Öle durch Wasserdampfdestillation gewonnen; es handelt sich um Gemische von flüchtigen, geruchsintensiven Substanzen, typischerweise von Monoterpenen. In Salben und Cremes werden entsprechende Pflanzenauszüge eingearbeitet.

Nachfolgend wird auf wichtige Arzneipflanzen, die zur Therapie des Ekzems verwendet werden, eingegangen.

2.10.1 Kamille

Die Kamille gehört zu den Asteraceae und ist ein einjähriges Kraut, das in ganz Europa, in Australien, Neuseeland, Südamerika und im Westen Nordamerikas verbreitet ist. Seit langem werden Kamillenblüten in der Volks- und Erfahrungsheilkunde wegen ihrer antiphlogistischen und wundheilungsfördernden Wirkung zur externen Therapie von Hauterkrankungen eingesetzt. Innerlich wird

Kamille bei entzündlichen Erkrankungen im Magen-Darmbereich und der Atemwege verwendet.

Die Blüten (Matricariae flos), Extrakte und das ätherische Öl (Chamomillae aetheroleum) werden für die externe Therapie von Hauterkrankungen herangezogen. Weltweit werden jährlich ca. 4500 Tonnen Kamille verbraucht. Die Kamillenblüten enthalten 0,3–1,5% ätherisches Öl mit bis zu 15% Chamazulen. Wesentlicher Bestandteil, d. h. bis zu 33%, des Öls ist α-Bisabolol (INN: Levomenol). Bis zu 45% des ätherischen Öls besteht aus trans-β-Farnesen.

2.10.1.1 Wirkungen und Wirksamkeit

Die antiphlogistische Wirkung von Kamillenblüten ist belegt für α-Bisabolol (INN: Levomenol) sowie für Chamazulen, Spiroether, für Apigenin und andere Flavone (Ammon u. Kaul 1992). Der Nachweis der pharmakologischen Aktivität erfolgte an Hand von In-vitro-Modellen und Tierversuchen. Zum Beispiel wurde für Chamazulen die antiphlogistische und wundheilungsfördernde Wirkung am UV-induzierten Erythem und am thermisch geschädigten Rattenschwanz erbracht. Die antiphlogistische Wirkung der Kamillenflavone ist bei lokaler Anwendung mit der von Indomethacin vergleichbar. Die antiinflammatorische Wirkung des α-Bisabolols wurde am UV-Erythem des Meerschweinchens und am Crotonöl-induzierten Mäuseohrekzem beobachtet. Kamillenöl wirkt zudem bakterizid und bakteriostatisch auf grampositive Keime sowie fungizid gegen *Candida albicans*.

Eine Hemmung der Bildung und Freisetzung der Entzündungsmediatoren Prostaglandine, Leukotriene, 0_2-Radikale, Histamin, Serotonin wurde in vitro nachgewiesen. Darüber hinaus hemmen Kamillenflavone die Cyclooxygenase und die 5-Lipoxygenase in vitro u. a. durch das Abfangen der Sauerstoffradikale (Ammon 1992). Die Wirkung beruht auf dem Zusammenspiel der genannten Inhaltsstoffe. Kamille bewirkt in der Meerschweinchenhaut einen Anstieg des ATP- und Kreatininphosphatgehalts sowie eine Abnahme von Glucose-6-phosphat.

Die Wirksamkeit dieser gebräuchlichen Arzneipflanze bei äußerlicher Anwendung von Haut- und Schleimhautentzündungen sowie Erkrankungen des Anal- und Genitalbereichs wurde in der Monographie der Kommission E bestätigt (Bundesanzeiger Nr. 228 vom 05.12.1984 und Nr. 50 vom 13.03.1990).

2.10.1.2 Indikation und Dosierung

Extern wird Kamille wegen ihrer entzündungswidrigen Eigenschaften zur Therapie des schlecht heilenden Ekzems eingesetzt.

Kamille wird innerlich (als Tee) und äußerlich (als Bäder, feuchte Umschläge, Dampfbäder und andere Externa) angewendet. Zur Zubereitung des Tees werden 1–2 gehäufte Teelöffel Kamillenblüten (ca. 3 g) mit 150 ml heißem Wasser überbrüht. Zur Herstellung eines Dampfbades sind 1–2 Eßlöffel Kamillenblüten mit heißem Wasser zu übergießen. 3–10%ige Aufgüsse werden für Umschläge empfohlen.

Als Fertigarzneimittel mit Kamillenblütenextrakt sind z. B. Azulon® Kamillen Creme und Puder, Kamillosan® Salbe und Creme, Mundspray und Konzentrat, Kamilloderm-Salbe® plus, Perkamillon® Liquidum, Kamillen-Salbe und -Bad Robugen®, Kamillan Lösung und Nasenspray, Kamillencreme-ratiopharm® N, Matmille® Salbe bzw. -Bad und Eukamillat® Lösung im Handel. Die Anwendung der Fertigarzneimittel erfolgt entsprechend den Angaben der Hersteller.

2.10.1.3 Unerwünschte Arzneiwirkungen

Die Kamille gehört zu den Compositen (Familie: Asteraceae). Bei der topischen Anwendung wurden allergische Reaktionen im Sinne einer allergischen Kontaktdermatitis wiederholt beobachtet. Als Ursache wird im allgemeinen eine Verunreinigung mit Blüten der Hundskamille angesehen. Allergische Kreuzreaktionen mit anderen Compositen sind nicht unwahrscheinlich. Bei allergischen Soforttypreaktionen gegenüber Beifuß sind selten Kreuzreaktionen gegenüber Kamille beobachtet worden. Im Verhältnis zur sehr häufigen Anwendung scheint jedoch die Inzidenz der Kontaktallergie selten zu sein.

2.10.2 Gerbstoffdrogen

Gerbstoffe wirken adstringierend, austrocknend und entzündungshemmend. Zu den ältesten Lokaltherapeutika des nässenden Ekzems gehören die gerbstoffhaltigen Drogen (Peter 1963), z. B. Eichenrinde oder Hamamelis (Tabelle 17). Synthetische Gerbstoffe, d. h. Phenolsulfonsäure-Phenol-Harnstoff-Methanol-Kondensate, die natürlich nicht zur Phytotherapie gehören, aber wegen ihrer

Tabelle 17. Natürliche und synthetische Gerbstoffe zur Therapie des Ekzems. Auswahl ohne Gewähr auf Vollständigkeit

Wirkstoff	Handelsname	Darreichungsform	Konzentration
Natürliche Gerbstoffe			
Eichenrinde	Silvapin		
	FS Flüssiger	Badezusatz	99,96 g/100 g
Hamamelis	Hametum	Salbe	k. A.
	Hamamelis N LAW	Salbe	k. A.
	Hamasana	Salbe	k. A.
	Posterine	Salbe	k. A.
	Virgamelis	Creme	k. A.
Synthetische Gerbstoffe			
Phenolsulfonsäure-Phenol-Harnstoff-Methanol-Kondensat	Delagil	Pulver	40,0 g/100 g
		Creme	0,4 g/100 g
Phenolsulfonsäure-Phenol-Harnstoff-Methanol-Kondensat	Tannosynt	Puder	0,5 g/100 g
		Lotio	1,0 g/100 g
		Creme	1,0 g/100 g
		flüssig	40,0 g/100 g
	Tannolact	Pulver	40,0 g/100 g
		Gel	1,0 g/100 g
		Creme	1,0 g/100 g
			0,4 g/100 g
		Lotio	1,0 g/100 g
		trocken Puder	1,2 g/100 g

k. A. keine Angaben

prinzipiell gleichartigen Wirkung hier mit abgehandelt werden, finden wie die natürlichen Gerbstoffe zur Therapie nässender Ekzeme Verwendung. Der Vorteil der synthetischen Gerbstoffe soll in der besseren Standardisierung liegen, die eine exakte Dosierung erlaubt. Ein zusätzlicher Vorteil für die Anwendung der synthetischen Gerbstoffe ist die kosmetische Akzeptanz, da die farblosen Wirkstoffe nicht zur Verfärbung von Badegefäßen, Kleidung oder Haut führen.

Die Eiche ist ein bis 50 m hoher Baum, dessen Rinde (Quercus cortex) die natürlichen Gerbstoffe enthält. *Hamamelis virginana* (Virginische Zaubernuß) ist ein sommergrüner Zierstrauch mit seinen charakteristischen sehr früh im Frühjahr blühenden gelben Blüten, der in USA, Kanada und Mitteleuropa verbreitet ist. Die geschälte Eichenrinde junger Triebe (Quercus cortex) sowie Hamamelisblätter und Hamamelisrinde (Hamamelidis folium et cortex) werden für pharmazeutische Zwecke gebraucht.

Der Wirkstoff der Eichenrinde ist der in großen Mengen enthaltene Catechingerbstoff. Aus 4,3 kg gepulverter Eichenrinde werden durchschnittlich 550 mg Catechingerbstoff gewonnen. Weitere Bestandteile der Eichenrinde sind Tannine, Polyphenole und Triterpene.

Hamamelidis cortex enthalten 4–12% Gerbstoffe, über deren genaue Zusammensetzung keine Klarheit besteht. Hamamelidis folium enthalten 3–8% Gerbstoffe, hauptsächlich Gallotannine. Darüber hinaus kommen die Hamamelistannine neben ätherischen Ölen (0,01–0,5%) und Flavonoiden (1,9%) in Hamamelisblättern und -rinde vor (Willuhn 1996).

Synthetische Gerbstoffe sind wasserlösliche, organische Mischkondensations-Produkte aus Phenolsulfonsäure (chemisch: 2,6-Di(N-2-Hydroxy-3-sulfobenzyl)-ureidomethylphenol-di-Natriumsalz) und Harnstoff sowie Formaldehyd, ein Phenolsulfonsäure-Phenol-Harnstoff-Kondensat (Tannosynt®).

2.10.2.1 Wirkungen und Wirksamkeit

Natürliche und synthetische Gerbstoffe setzen die Kapillarpermeabilität herab, hemmen die Sekretion des entzündeten Gewebes und wirken somit indirekt antiseptisch. Aliphatische Ester und niedermolekulare Carbonylverbindungen scheinen für ihre adstringierende Wirkung verantwortlich zu sein.

Gerbstoffe binden die Eiweiße der Haut und überführen diese in widerstandsfähige, unlösliche Stoffe, so daß den auf der ekzematösen Haut angesiedelten Bakterien der Nährboden entzogen wird. Die Wirksamkeit von Eichenrinde und Hamamelis wurde in den Aufbereitungsmonographien bestätigt.

In-vitro-Untersuchungen zeigten, daß synthetische Gerbstoffe die Bindung des Arachidonsäuremetaboliten Hydroxyeikosatetraensäure (12-HETE), der an kutanen Entzündungsprozessen beteiligt ist, an seine Rezeptoren inhibieren. Zudem konnte in ekzematös veränderter Haut eine Hemmung des dort vermehrt vorkommenden entzündungsfördernden Enzyms Leukozytenelastase nachgewiesen werden (Mrowietz 1991).

Die antiinflammatorische Wirksamkeit von Hamamelisdestillat bei einem Klebestreifenerythem ist in Gegenwart des wirkungsverstärkenden Trägers Phosphatidylcholin mit der von 1% Hydrocortison vergleichbar (Korting 1995, 1997). In einer Doppelblindstudie bei Patienten mit atopischem Ekzem entsprach die Wirksamkeit von Hamamelis der einer Bufexamac-haltigen Salbe (Swoboda u. Meurer 1991). Hamamelis fand Eingang in die Monographie der Kommission E (Bundesanzeiger Nr. 154 vom 21.08.1985).

Wiederholt wurde auch über die Wirksamkeit synthetischer Gerbstoffe beim nässenden Ekzem von Erwachsenen und Kindern berichtet (Anwendungsbeobachtungen und offene Studien).

2.10.2.2 Pharmakokinetik

Synthetische Gerbstoffe werden im Stratum corneum angereichert. Eine besondere Durchlässigkeit durch die Haut besteht nicht. Eine systemische Resorption konnte bisher nicht nachgewiesen werden.

2.10.2.3 Indikationen und Dosierung

Hauptindikation der natürlichen und synthetischen Gerbstoffe ist das nässende Ekzem, speziell intertriginöse Formen sowie Entzündungen im Genitoanalbereich. Die Art des Ekzems spielt dabei keine Rolle. Gerbstoffe finden auch zur Therapie der Hyperhidrose, der Hämorrhoiden, der Varikosis und zur Wundbehandlung Anwendung.

Zur Behandlung des akut nässenden Ekzems gilt der Grundsatz: feucht auf feucht! Bäder und lockere, gut abdunstende, feuchte Umschläge mit Gerbstoffen werden deshalb zur Therapie des nässenden Ekzems eingesetzt. Bedacht werden muß dabei, daß allein schon die feuchten Umschläge bei der Therapie des nässenden Ekzems wirksam sind.

Für einen feuchten Umschlag mit natürlichen Gerbstoffen muß zunächst eine Abkochung hergestellt werden: 1–2 Eßlöffel der zerkleinerten Eichenrinde werden mind. 15 Minuten in 250 ml Wasser gekocht, abgegossen und durchgesiebt. Die abgekühlte Flüssigkeit wird für die Umschläge verwendet. Silvapin® Eichenrindenextrakt ist ein Fertigpräparat, das diesen natürlichen Gerbstoff enhält.

Zu den Fertigarzneimitteln, die Hamamelisextrakte beinhalten, gehören Hametum®-Salbe und -Creme, Hamamelis®-Salbe N LAW Salbe, Hamasana® Salbe, Leukona® Wundsalbe und Virgamelis® Creme. Zur Behandlung des Analekzems werden auch Posterine® Salbe und haemo Duoform® Salbe angeboten (s. Tabelle 17).

Zudem finden Aufgüsse und Umschläge mit Hamamelistanninen ihre Anwendung. Dekokte aus etwa 5–10 g Hamamelisrinde auf 250 ml Wasser werden für die Umschläge und Spülungen verwendet. Die Dosierung richtet sich nach der zu behandelnden Oberfläche.

Als synthetische Gerbstoffe sind Tannolact® Creme, Puder, Pulver, Lotio Schüttelmixtur oder Tannosynt® Creme, Lotio Schüttelmixtur, Puder und flüssig wäßriges Konzentrat erhältlich (s. Tabelle 17). Zur Behandlung nässender Ekzeme werden Bäder, Umschläge und flüssige Darreichungsformen der Gerbstoffe empfohlen. Zur Behandlung des Ekzems in der Abheilungsphase eignen sich Lotionen. Synthetische Gerbstoffe in Form von Cremes werden insbesondere zur Nachbehandlung von Ekzemerkrankungen sowie zur Intervalltherapie mit topischen Kortikosteroiden verwendet. Zur Trokkenbehandlung finden Gerbstoffe als Puder ihre Anwendung. Empfohlen wird die 1–3mal tägliche Anwendung der Creme bzw. die 1–2mal tägliche Anwendung des Puders.

2.10.2.4 Kontraindikationen

Gerbstoffe dürfen nicht am Auge oder an großen offenen Wunden angewendet werden.

2.10.2.5 Schwangerschaft/Stillperiode

Obwohl synthetische Gerbstoffe durch die barrieregestörte entzündete Haut eindringen können, sind systemische Effekte bei sachgemäßer Anwendung bisher nicht beobachtet worden. Die Verordnung synthetischer Gerbstoffe in der Schwangerschaft und Stillzeit ist daher möglich.

In einer von vier Testreihen an Hamstern wirkte Hamamelisdestillat mutagen (Hagers Handbuch 1993).

2.10.2.6 Unerwünschte Arzneiwirkungen

Die Verträglichkeit der gerbstoffhaltigen Lokaltherapeutika ist gut. In Einzelfällen sind leichte Hautreizungen möglich. Kontaktallergische Reaktionen auf Gerbstoffe sind sehr selten.

2.10.3 Nachtkerzensamen- und Borretschsamenöl

Der Borretsch (*Borago officinalis*) ist ein im gesamten Mittelmeerraum und Afrika beheimatetes einjähriges Kraut aus der Familie der Boraginaceae. Als Küchengewürz (Gurkenkraut) wird *Borago officinalis* in ganz Europa angebaut.

Die Nachtkerze (Familie der Oenotheraceae) ist in Nord- und Südamerika heimisch. Die drogenliefernde Art *Oenothera biennis* ist eine zweijährige, bis ca. 1 m hohe Pflanze, die in Großbritannien zur Ölgewinnung angebaut wird (ca. 1000 ha).

Zur Therapie des atopischen Ekzems wird aus dem Samen des Borretsch (*Borago officinalis*) und der Nachtkerze (*Oenothera biennis*) das fette Öl gewonnen.

Die Samen des Borretsch enthalten ca. 33% fettes Öl, das aus Glyzeriden der Linolsäure (39% bezogen auf den Gesamtglyzeridgehalt) und aus γ-Linolensäure (21%) besteht. Die Samen von *Borago officinalis* sind die reichste γ-Linolensäure-Quelle (Hagers Handbuch 1992) (Tabelle 18).

Die Samen der Nachtkerze bestehen zu 15% aus Protein, 24% Öl und 43% Cellulose und Lignin. Das Nachtkerzensamenöl (Oenothera biennis oleum) besteht zu 65–80% aus Linolsäure, zu 8–14% aus γ-Linolensäure, 6–11% Ölsäure, 7–10% Palmitinsäure und 1,5–3% Stearinsäure. Somit gehören die Nachtkerzen zu den wenigen Pflanzen, die γ-Linolensäure enthalten (Hagers Handbuch 1993) (s. Tabelle 18).

2.10.3.1 Wirkungen und Wirksamkeit

Bei Patienten mit atopischem Ekzem sollen Stoffwechselstörungen der essentiellen Fettsäuren vorliegen, die durch die mangelnde Aktivität der δ-6-Desaturase begründet sind (Melnik u. Plewig 1989). Dadurch kommt es zur verminderten Synthese von Prostaglandin E_1, das die Reifung und Differenzierung der T-Lymphozyten fördert und die Bildung von IgE hemmt. So lassen sich bei Atopikern der erhöhte IgE-Spiegel im Serum und die geringe Anzahl an T-Suppressor-Lymphozyten erklären (s. auch 1.4.1).

Tabelle 18. Ungesättigte Fettsäuren in pflanzlichen Ölen [Gew.-%]. Einige davon finden zur Rückfettung ekzematöser und trockener Haut Verwendung

Pflanzliches Öl	Ölsäure [%]	Linolsäure [%]	Linolensäure [%]
Aprikosenkernöl	65	≤ 30	
Avocadoöl	75	10	
Borretschsamenöl	≤ 39	≤39	21
Erdnußöl	42–62	13–34	
Kürbiskernöl	20–30	50–60	
Kokosnußsamenöl	5–8	1–3	
Mandelöl	67–86	7–25	
Maiskeimöl	30–40	35–60	1
Nachtkerzensamenöl	6–11	65–80	8–14
Olivenöl	70–80	7–15	1
Reiskeimöl	40–45	35–40	
Sesamöl	48	≤40	
Sojaöl	20–35	45–55	2–11
Sonnenblumenöl	14–43	44–68	
Traubenkernöl	10–15	85	
Walnußöl	10–20	50–60	10–15

Ungesättigte Fettsäuren, wie z. B. Linolsäure, sind für den menschlichen Organismus essentiell. Linolsäure ist entweder Bestandteile der Körperlipide und Zellmembranen oder dient als Vorstufe verschiedener Mediatoren. Das erste Umwandlungsprodukt der Linolsäure ist die γ-Linolensäure. Das Enzym δ-6-Desaturase ist für diese Umwandlung im menschlichen Organismus verantwortlich. Beim essentiellen Fettsäuremangel kommt es zu Krankheitssymptomen, die durch die Zufuhr der essentiellen Fettsäuren wieder ausgeglichen werden können. Liegt eine mangelnde Aktivität der δ-6-Desaturase vor, so kann diese ebenfalls durch die orale Gabe von γ-Linolensäure umgangen und nachfolgend die Bildung des γ-Linolensäuremetaboliten Prostaglandin E_1 stimuliert werden. Prostaglandin E_1 wirkt antiinflammatorisch. Allerdings ist bislang nicht gesichert, das dieser Mecahnismus tatsächlich der klinischen Wirksamkeit zugrunde liegt.

Zahlreiche kontrollierte klinische Studien belegen den positiven Effekt von Nachtkerzensamenöl beim atopischen Ekzem. Beobachtet wurde eine Abnahme des Verhältnisses von T-Helfer- zu T-Suppressor-Lymphozyten von 3,1 auf 1,9 und eine Besserung der ekzematösen Hautveränderungen. Die Mehrzahl der Studien zeigte eine Besserung der Ekzemsymptomatik.

Nur wenige Studien zeigen keine Wirksamkeit im Vergleich zu einem Plazebo auf. Es ist zur Zeit unklar, ob der postulierte Wirkungsmechanismus für die in den meisten Studien aufgezeigte Wirksamkeit wirklich klinisch relevant ist.

2.10.3.2 Indikation und Dosierung

Borretsch- und Nachtkerzensamenöl werden speziell zur Therapie des atopischen Ekzems eingesetzt. In der Bundesrepublik Deutschland sind Kapseln mit 500 mg Nachtkerzensamenöl (entsprechend 40 mg γ-Linolensäure) zur Therapie des atopischen Ekzems zugelassen. Fertigpräparate sind Epogam®, Unigamol®, Neobonsen®; Quintesal® 180 und 360 sind als Nahrungsergänzungsmittel im Handel.

Vorausgesetzt, daß tatsächlich ein Mangel an γ-Linolensäure beim atopischen Ekzem vorliegt, sollte ein therapeutischer Effekt bei Erwachsenen ab einer täglichen oralen Dosis von 320–520 mg γ-Li-

Tabelle 19. γ-Linolensäure-haltige Präparate, die sich zur systemischen Therapie des atopischen Ekzems eignen. Das mit „*" gekennzeichnete Fertigpräparat ist kein Arzneimittel. Standardisierte Mengenangaben betreffend des γ-Linolensäuregehalts (mg pro Kapsel) werden nur für Epogam und Unigamol angegeben. Auswahl ohne Gewähr auf Vollständigkeit

Handelsname	γ-Linolensäure Gehalt [mg] pro Kapsel	Dosierung [Kapseln/Tag]	Preis/Kapsel DM
Nachtkerzensamenöl			
Epogam	40	2mal tgl. 4–6	0,57
Epogam 1000	80	2mal tgl. 2–3	1,12
Gammacur	nicht angegeben	2mal tgl. 4–6	0,41–0,49
Unigamol	40	2mal tgl. 4–6	0,40–0,44
Neobonsen	ca. 40	2mal tgl. 4–6	0,41–0,49
Borretschsamenöl			
Quintesal*	180	1–2	0,98
	360	1	1,49

nolensäure nach etwa 4–12 Wochen eintreten (Tabelle 19). Etwa 50–70% der Betroffenen sollen auf diese Behandlung ansprechen. Zu beachten ist bei dieser systemischen Therapie, daß die im Handel erhältlichen Präparate nicht alle den Gehalt der γ-Linolensäure in mg pro Kapsel angeben. Die Angaben beziehen sich z. B. bei Gammacur® auf den Gehalt des Nachtkerzensamenöls (500 mg/Kapsel), während Epogam®, Neobonsen®, und Unigamol® den standardisierten γ-Linolensäure-Gehalt (40 bzw. 80 mg pro Kapsel) angeben. Die Angaben Quintesal® 180/360 beziehen sich auf 180/360 mg γ-Linolensäure (aus Borretschsamenöl) pro Kapsel.

2.10.3.3 Unerwünschte Arzneiwirkungen

Nebenwirkungen bei systemischer Applikation der essentiellen Fettsäuren sind selten. Gelegentlich kommt es initial zu Kopfschmerzen, Übelkeit und Bauchschmerzen.

2.10.4 Capsaicin

Das für Capsaicin typische Phänomen des zunächst stark brennenden Geschmacks mit nachfolgendem Nachlassen bei wiederholtem Capsaicin-(Chilli-) Genuß wurde erstmals von Diego Alvarez Changa, dem Arzt, der Kolumbus auf seinen Reisen begleitete, beschrieben.

Capsaicin wird aus den Paprikaschoten (*Capsicum annuum*) und dem Cayennepfeffer (*Capsicum frutescens*) gewonnen. Der Scharfstoff Capsaicin (chem: trans-8-Methyl-N-vanillyl-6-nonenamid) ist ein Inhaltsstoff einiger Nachtschattengewächse, im speziellen des Cayennepfeffers.

2.10.4.1 Wirkungen und Wirksamkeit

Capsaicin wirkt, in Konzentrationen von 0,02–0,1%, bei wiederholter topischer Anwendung antipruritisch und anästhetisch. Die Wirkung wird mit einer lokalen Depolarisation und Öffnung der potentialabhängigen Natrium- und Calciumkanäle erklärt. Es kommt zu einer Liberation von Neuropeptiden, Neurokinin A und Substanz P aus den afferenten C-Fasern. Es wird angenommen, daß Substanz P ein Mediator zwischen den nervalen Impulsen und den kutanen Mastzellen ist. Substanz P wirkt somit als potenter Histaminliberator. Die wiederholte Applikation von Capsaicin in einer Konzentration von 0,025% entleert die Neuropeptidspeicher der afferenten C-Fasern und verhindert deren Wiederauffüllung. Da die Juckreiz vermittelnden Fasern in der Epidermis besonders neuropeptidreich sind, kann dieses Symptom mit Capsaicin deutlich vermindert werden (Reinauer u. Goerz 1996).

Die Wirksamkeit von Capsaicin auf die den Juckreiz vermittelnden Nervenfasern konnte an kontrollierten Studien gezeigt werden. 70% der mit einer 0,025%igen Capsaicincreme behandelten Patienten gaben eine Besserung des Juckreizes an, während nur 30% der Patienten, die mit der Grundlage alleine behandelt wurden, eine Besserung des Juckreizes angaben (Wallengren u. Klinker 1995).

2.10.4.2 Indikation und Dosierung

Die Lokaltherapie mit Capsaicin findet bei der Therapie des Juckreizes Verwendung. Die 5mal tägliche Applikation einer 0,025%igen Capsaicincreme auf die entsprechenden Hautareale wird empfohlen. Von der Kommission E (Bundesanzeiger Nr. 22a vom 01.02.1990) wurde die externe Anwendung von Capsaicinoiden ausschließlich zur Therapie des schmerzhaften Muskelhartspanns positiv bewertet. Fälschlicherweise wird in der Monographie von einer wiederholten Anwendung über eine Dauer von 2 Tagen abgeraten.

Die Fertigpräparate Capsamol® Flüssigkeit (3,0% Capsaicin) und Kneipp Rheumasalbe (1,4% Capsaicinoide) sind zur Therapie rheumatischer Erkrankungen und des schmerzhaften Muskelhartspanns im Handel.

2.10.4.3 Unerwünschte Arzneiwirkungen

Bedingt durch die initiale Vasodilatation während der Capsaicintherapie wird während den ersten Anwendungen Wärme und Brennen empfunden. Unter Wärme verschlimmert sich das Brennen erheblich. Diese Symptome verschwinden mit der wiederholten Applikation von Capsaicin nach etwa 3 Tagen. Dann wird bei weiterer Anwendung von Capsaicin weder Juckreiz noch Schmerz empfunden. Die Anwendung von Capsaicin im Augenbereich und an den Schleimhäuten ist streng zu vermeiden.

Hohe Dosen und eine längerfristige Anwendung von Capsicain sollen zu funktionellen Störungen mit Verlust der Empfindlichkeit der polymodalen C-Nozizeptoren mit toxischen Reaktionen wie eine axonale Schädigung der Mitochondrien und Zellorganellen führen. Es ist jedoch zweifelhaft, ob bei den üblichen Dosierungen und Anwendungen beim Erwachsenen eine solche Störung zustande kommt.

2.10.5 Bittersüßer Nachtschatten

Der bittersüße Nachtschatten (*Solanum dulcamara*) ist ein in Mitteleuropa und Asien beheimateter Halbstrauch aus der Familie der

Nachtschattengewächse (Willuhn 1996). Der Geschmack der Droge ist anfangs bitter, später süß. Die lateinische (Dulcamara) und die deutsche (Bittersüß) Bezeichnung der Pflanze weisen auf dieses Phänomen hin. Seit langem ist *Solanum dulcamara* innerlich in der Volksheilkunde als Ausleitungsmittel bei Rheuma, Gicht und Skrofulose in Teeform gebräuchlich sowie äußerlich bei entzündlichen Hauterscheinungen (Frohne 1993).

Für die Herstellung von Arzneimitteln werden die getrockneten, zu Beginn des Frühjahrs oder im Spätherbst nach dem Abfallen der Blätter auch die gesammelten oberen Stengelstücke (Dulcamarae stipes, Bittersüßstengel) verwendet.

Die wichtigsten Inhaltsstoffe sind Gerbstoffe, Saponine, verschiedene Steroidalkaloidglykoside und ihr Aglykon Solasodin. Die Konzentration der Steroidalkaloidglykoside ist in der Droge niedrig (0,07 bis 0,4%), in den unreifen, grünen Beeren hoch (bis zu 3%), die reifen, roten Beeren sind dagegen nahezu alkaloidfrei. Der bittere Geschmack wird vorwiegend von den Steroidsaponinen verursacht.

2.10.5.1 Wirkungen und Wirksamkeit

Experimentelle oder klinische Belege für Wirkungen der Droge Dulcamarae stipes oder ihrer Extrakte nach peroraler Applikation sind nicht bekannt (Hagers Handbuch 1994).

In In-vitro-Modellen und Tierversuchen mit den isolierten Steroidalkaloidglykosiden und deren Aglyka zeigten sich anticholinerge, antimikrobielle und antiphlogistische Wirkungen. Für das Aglykon Solasodin gibt es experimentelle und klinische Hinweise auf kortikosteroidähnliche Effekte nach peroraler Aufnahme nicht toxischer Dosen, ferner ist eine antiphlogistische Wirkung und eine Verringerung der Gefäßpermeabilität bei der Ratte beschrieben. Zudem sind Effekte auch nach lokaler Applikation wahrscheinlich. Gerbstoffe tragen durch ihren adstringierenden Effekt zur Juckreizlinderung bei.

Die amphiphilen Steroidalkaloidglykoside besitzen die Fähigkeit, mit den Sterolen der Zellmembranen Komplexe zu bilden. Infolge dieser Membranaktivität sind Steroidalkaloidglykoside mehr oder weniger zytotoxisch bzw. bei systemischer Gabe hämolytisch. Das selbst wenig membranaktive Solasonin verstärkt diesen Effekt.

In einer klinischen Studie wurde die systemische Wirksamkeit eines Extraktes aus Bittersüß (*Solanum dulcamara*) bei 30 Patienten mit atopischem Ekzem geprüft. Zwar wurde eine signifikante Besserung unter dieser Behandlung vermerkt (Hölzer 1992), doch sind die Angaben zu den Symptomen der in die Studie einbezogenen Patienten und der Begleittherapie unklar.

Auch die externe Therapie des chronischen Ekzems mit dem Fertigpräparat Cefabene® wurde untersucht. In relativ kurzer Zeit war eine deutliche Besserung des Pruritus zu verzeichnen (Oestreich 1995). Allerdings wurden keine Kontrolluntersuchungen mit der entsprechenden Grundlage allein durchgeführt. In einer weiteren offenen Studie wurde an 40 abgeschlossenen Patienten eine Verbesserung der Symptome nach 3wöchiger, externer Therapie beobachtet (Eberhardt et al. 1995). In den genannten Studien wäre eine positive Beeinflussung des Ekzems allerdings auch durch die Grundlage allein denkbar, die Wirksamkeit ist dennoch bislang nicht belegt.

2.10.5.2 Indikation und Dosierung

Die Kommission E gibt für die in der Volksheilkunde gebräuchliche Arzneipflanze als Anwendungsgebiet Zur unterstützenden Therapie bei chronischem Ekzem an.

Die externe Anwendung der Dulcamarae stipites erfolgt durch Aufgüsse und Abkochungen. Als Fertigarzneimittel sind Dolexaderm® H Salbe und Cefabene® Salbe, Tabletten und Tropfen im Handel.

Unter Abwägung der Berichte aus der Erfahrungsmedizin und der steroidalen Inhaltsstoffe wurde die innerliche Anwendung der Dulcamarae stipites mit einer Tagesdosis von 1–3 g von der Zulassungs- und Aufbereitungskommission E empfohlen. Als Fertigarzneimittel werden 1–3mal täglich 1 Tablette Cefabene® oder 4–5mal täglich 30–40 Tropfen eingenommen.

Die externe Anwendung erfolgt durch Aufgüsse und Abkochungen von 1–2 g Droge auf 250 ml Wasser. Die Anwendung der Cefabene®-Salbe soll ca. 3mal täglich erfolgen. Die Salbengrundlage ist reizlos, geruchsneutral und enthält außer Alkohol keine Konservierungsmittel.

2.10.5.3 Unerwünschte Arzneiwirkungen

Bei regelrechter Anwendung sind keine unerwünschten Arzneiwirkungen bekannt. Allerdings müssen, wie bei den meisten Nachtschattengewächsen, alle Pflanzenteile von *Solanum dulcamara* als toxisch eingestuft werden. Aufgrund der unterschiedlichen Verteilung der Steroidalkaloidglykoside sind Vergiftungen vorwiegend durch den Genuß der unreifen, grünen Beeren möglich, während die reifen, roten Beeren nahezu alkaloidfrei sind. Vergiftungen durch Stipites dulcamarae selbst sind allerdings bisher noch nicht beobachtet worden. Vergiftungen durch entsprechende Fertigarzneimittel sind bisher nicht bekannt.

2.10.5.4 Schwangerschaft/Stillperiode

In einer Untersuchung an trächtigen Hamstern wurde eine Teratogenität für hohe Dosen von Solasodin nachgewiesen: nach der Gabe von subtoxischen und toxischen Dosen von Steroidalkaloidglykosiden war dagegen keine Teratogenität nachweisbar. Wegen dieser Befunde wird empfohlen, Dulcamara-stipes-Extrakte während der Schwangerschaft nicht einzunehmen.

Während der Stillzeit ist dieses Phytopharmakon ebenfalls nicht einzusetzen, da Steroidalkaloidglykoside möglicherweise in die Muttermilch übertreten.

2.10.6 Ringelblume

Die Ringelblume (Calendula) ist ein im gesamten Mittelmeerraum, in Westasien und den USA beheimatetes einjähriges Kraut oder Halbstrauch aus der Familie der Asteraceae (Hagers Handbuch 1992). Der Name Ringelblume bezieht sich auf die eigenartig geringelten Früchte der Pflanze. Die Gattung Calendula umfaßt etwa 12 Arten. Zu den drogenliefernden Arten gehören die *Calendula arvensis* und die *Calendula officinalis*. Die *C. officinalis* wird angebaut, die *C. arvensis* nicht.

Die Blüten (Calendulae flos) der Calendula werden zur Gewinnung der Inhaltsstoffe herangezogen. Die Inhaltsstoffe sind u. a. Carotine (0,02–4,7%), Sesquiterpene, Oleanolsäureglykoside, Triterpenalkohole, Xanthophylle und Flavonoide (0,28–0,75%). Calendulae flos enthält keine Sesquiterpenlactone (Willuhn 1987). C. officinalis ist zudem reich an Triterpensaponinen (2–10%), Triterpenalkoholen, Sterolen, die als freie Alkohole, Ester und Glykoside vorkommen (Gehalt der getrockneten Blüten beträgt 0,06–0,08%) und Allantoin. Die Carotinoide (ca. 1,5%) geben der Droge die gelb-orange Farbe.

2.10.6.1 Wirkungen und Wirksamkeit

Die antiphlogistische Wirkung des ethanolischen Extrakts der *C. arvensis* und *C. officinalis* wurde nach p. o. Applikation am Ödem der Rattenpfote nachgewiesen. Den Terpenalkoholen und -lactonen der *C. officinalis* wird eine antimikrobielle Wirkung zugeschrieben. Die lokale antiphlogistische Wirkung eines hydroalkoholischen Extrakts der C. officinalis flos wurde am Versuchsmodell des Crotonöl-induzierten Mäuseohrekzems beobachtet. Eine 5%ige Salbe stimulierte bei Ratten die Regeneration und Epithelisierung von experimentell induzierten Wunden. Ferner sollen Calendula-Zubereitungen das zelluläre Hydratationsgleichgewicht der Haut verbessern. Experimentelle Angaben zu diesen Befunden fehlen. Beschrieben sind antimikrobielle und antiphlogistische Wirkungen der Inhaltsstoffe der Calendulae flos im Zusammenspiel mit ihren Sekundär- bzw. Ballaststoffen. Klarheit über den Wirkungsmechanismus besteht jedoch nicht.

Die Charakterisierung der Wirksamkeit der Inhaltsstoffe der Calendulae flos beruht fast ausschließlich auf ärztlichen Einzelfallberichten. Moderne kontrollierte klinische Studien liegen nicht vor (Willuhn 1996).

2.10.6.2 Anwendung und Dosierung

Von der Kommission E wurde die Therapie der Entzündung von Haut und Schleimhäuten mit Calendula positiv bewertet (Bundesanzeiger Nr. 50 vom 13.03.1986). Calendulablüten finden als Aufguß, Tinktur und Auszüge mit Öl (Calendulabutter) sowie als Salben (2–5 g Droge auf 100 g Salbe) zur Therapie des Ekzems Verwendung. Zur Behandlung von Wunden wird ein Leinentuch mit dem Aufguß getränkt und auf die Wunden gelegt.

2.10.6.3 Unerwünschte Arzneiwirkungen

Bei der externen Behandlung des Ekzems steht Calendula der Arnika sehr nahe (beide Pflanzen sind Compositen), doch im Gegensatz zur Arnika enthält Calendula flos keine Sesquiterpenlactone, gegenüber welchen relativ häufig allergische Kontaktekzeme beobachtet werden. Deshalb ist diese Form der unerwünschten Arzneiwirkung bei topischer Anwendung von Calendula zwar nicht auszuschließen, aber bisher nicht bekannt.

2.10.7 Ballonrebe

Die krautige Schlingpflanze, Ballonrebe (*Cardiospermum halicacabum*) aus der Familie der Sapindaceae, ist in Indien, Afrika und Südamerika weit verbreitet. Zubereitungen werden aus den Blättern und blühenden Teilen der Pflanze gewonnen. Zu den Inhaltsstoffen gehören die Triterpensaponine, Sterole, Catechingerbstoffe und Flavonoide.

Ein Cardiospermum halicacabum-haltiges Externum wurde 1995 unter dem Handelsnamen Halicar®-Salbe und -Creme in den Handel gebracht. Cardiospermum wurde von der Kommission E nicht bewertet.

2.10.7.1 Wirkungen und Wirksamkeit

Beschrieben sind antiphlogistische und antipruriginöse Wirkungen der Inhaltsstoffe der *Cardiospermum halicacabum*. Bei Ratten soll der alkoholische Extrakt der Blätter analgetisch und entzündungshemmend wirken.

Die Wirksamkeit und Verträglichkeit der Cardiospermum halicacabum-haltigen Salbe wurde in Beobachtungsstudien geprüft: Die Wirksamkeit der Cardiospermum halicacabum-haltigen Salbe soll beim atopischen Ekzem der von Bufexamac entsprechen (Brüggemann u. Rudolph 1995).

2.10.7.2 Indikation und Dosierung

Halicar®-Salbe und -Creme können für die Behandlung von chronischen juckenden Ekzemerkrankungen eingesetzt werden. Die Salbengrundlage ist eine W/O-Emulsion ohne Zusatz von Duft- und Konservierungsstoffen, während die fettarme Variante (Halicar® Creme) eine O/W-Emulsion ist. Empfohlen wird die 1–3mal tägliche Anwendung.

2.10.7.3 Unerwünschte Arzneiwirkungen

Unerwünschte Arzneiwirkungen sind bei sachgemäßer topischer Anwendung nicht bekannt.

2.10.8 Teebaum-Öl

Seit Jahrtausenden wird australisches Teebaum-Öl in Form von Umschlägen oder Aufgüssen von den Aborigines zur Therapie von Wunden, Insektenstichen oder -bissen, Hautmykosen, Lausbefall und bei Halsentzündungen angewandt. Für die westliche Welt erfolgte die erste Beschreibung Ende des 18. Jahrhunderts durch J. Cook. Da aus den Blättern ein aromatischer Tee gekocht wurde, bürgerte sich bis heute der Terminus „Teebaum-Öl“ ein. Das zunehmende Interesse der heutigen Bevölkerung an der Naturheilkunde und Phytotherapie hat zu einer epidemieartigen Verbreitung des Phytopharmakons „Teebaum-Öl“ geführt. 1995 wurden etwa 170 Tonnen Teebaum-Öl aus Kulturen des ca. 3–6 m hohen Baums *Melaleuca alternifolia* geerntet. Derzeit liegt der Herstellerpreis für 1 kg Teebaum-Öl bei 50–55 $A. In Deutschland werden 10 ml davon für 5–30 DM veräußert. Qualitative Unterschiede bestehen allerdings nicht (Reichling et al. 1997).

Repräsentanten der Pflanzengattung Melaleuca aus der Familie der Myrtaceae werden unter der Bezeichnung „Teebaum“ zusammengefaßt. Der wirtschaftlich wichtigste Vertreter des Teebaum-Öls ist der australische Teebaum *Melaleuca alternifolia.*

Teebaum-Öl wird aus den getrockneten Blätter und Zweigspitzen durch Wasserdampfdestillation gewonnen.

Melaleuca alternifolia enthält ca. 1–2% ätherisches Öl. Es handelt sich um ein lipophiles Vielstoffgemisch mit mindestens 100 Bestandteilen. Die quantitative Zusammensetzung des ätherischen Öls unterliegt starken Schwankungen. Bezogen auf den Gehalt von 1,8-Cineol werden 3 Chemotypen unterschieden:

- Typ I: 6–14%
- Typ II: 31–41%
- Typ II: 54–64%

Dabei verhält sich der Gehalt von 1,8-Cineol umgekehrt proportional zum Gehalt an Terpinen-4-ol. Weitere Monoterpene (α- und β-Pinen, α-Terpinen, Terpinolen, α-Phellandren, Cinalool, p-Cymen) und Sesquiterpene (Aromadendren, Viridiflorol und δ-Cadinen) sowie Eugenol, Isoeugenol, und Flavonoide sind aus dem ätherischen Öl isoliert worden (Reichling et al. 1997). Die Qualität des Teebaum-Öls unterliegt australischen Standards, in denen der prozentuale Anteil von 1,8-Cineol (nicht mehr als 15%) und Terpinen-4-ol (mindestens 30%) festgelegt wird.

2.10.8.1 Wirkungen und Wirksamkeit

Die fungiziden und bakteriziden Wirkungen des Teebaum-Öls beruhen auf dem hohen Terpenanteil des Öls. In vitro wurde die antibakterielle und antimykotische Wirkung von Teebaum-Öl gegen die unterschiedlichsten Mikroorganismen nachgewiesen. MHK-Werte für Bakterien (*E. coli*, *Staph. aureus*, *Strep. pyogenes*, *Prop. acnes*) und *Candida albicans* liegen vor (Hagers Handbuch 1998). Arbeiten zur Resistenzentwicklung stehen bisher noch aus. Wissenschaftlich dokumentierte Studien und Anwendungsbeobachtungen zur Behandlung des Ekzems mit Teebaum-Öl existieren nicht.

Das ätherische Teebaum-Öl besitzt infolge seiner Lipophilie gute Penetrationseigenschaften durch das Stratum corneum. Dementsprechend könnte eine rasche Resorption über die Haut erfolgen. Spezielle pharmakokinetische Untersuchungen liegen zur Zeit nicht vor.

2.10.8.2 Indikation

In Deutschland gibt es derzeit keine Registrierungen bzw. Zulassungen für Teebaum (*Melaleuca alternifolia*) als Arzneimittel. Eine Monographie der Komission E existiert nicht.

2.10.8.3 Unerwünschte Arzneiwirkungen

Humantoxikologische Daten liegen nicht in ausreichendem Umfang vor. Kasuistische Vergiftungsfälle bei Kindern nach versehentlicher oraler Einnahme sind bekannt: nach Zufuhr von 1025 ml Teebaum-Öl stellten sich für bis zu 48 Stunden Übelkeit, Durchfälle und Verwirrtheitszustände ein.

In Australien sind Kontaktekzeme auf Teebaum-Öl bekannt. Bedingt durch den zunehmenden externen Einsatz von Teebaum-Öl – im Rahmen der Selbstmedikation – werden zunehmend kontaktallergische Reaktionen auf Teebaum-Öl auch in Europa beschrieben. Für die hautirritierende Potenz des Teebaum-Öls wird 1,8-Cineol (auch Hauptbestandteil des Eukalyptusöls) und für die Sensibilisierungspotenz das p-Cymen verantwortlich gemacht. Durch häufiges Öffnen und Schließen der Verkaufsprodukte findet in wenigen Tagen ein oxidativer Abbau des ätherischen Öls statt. Der Geruch des Teebaumöls verändert sich dann zunehmed in Richtung Terpentin (Hausen 1998). Allergisch bedingte Kontaktekzeme auf Teebaum-Öl sollen auch durch die Sesquiterpene und die Monoterpene hervorgerufen werden.

2.10.9 Chinesische Heilkräuter

Auch in der traditionellen chinesischen Medizin werden Heilkräuter zur Therapie des Ekzems angewendet, allerdings für die westliche Schulmedizin oft in nicht nachvollziehbaren Kombinationen. In Deutschland sind chinesische Heilkräuter weder zugelassen noch monographiert. Der verschreibende Arzt setzt sich daher einem nicht unerheblichen Risiko aus, wenn er solche nicht zugelassenen Drogen verschreibt.

Dennoch öffnet das Interesse der heutigen Bevölkerung an der Naturheilkunde und Phytotherapie der chinesischen Medizin zur

Therapie des Ekzems die Toren. Publikationen in angesehen Journalen liegen über die Therapie des atopischen Ekzems mit zehn verschiedenen chinesischen Heilkräutern vor, wobei nicht bekannt ist, welches der Kräuter für die Wirkung verantwortlich sein kann (Chan et al. 1993). Auf diese klinischen Studien soll hier eingegangen werden:

2.10.9.1 Wirksamkeit

In einer klinischen Studie an 37 Kindern mit atopischem Ekzem konnte in 16 Fällen bei fortlaufender Erhaltungstherapie eine Abheilung erzielt werden, in 7 Fällen war keine weitere Therapie mehr notwendig. Allerdings wurde die Studie von zehn Patienten wegen Wirkungslosigkeit, viermal wegen der umständlichen Zubereitung und des üblen Geschmackes abgebrochen (Sheehan u. Atherton 1994). Bei allen Patienten wurde im Laufe der Nachbehandlungsstudie ein Rückgang der Eosinophilenwerte und der Gesamt-IgE-Spiegel beobachtet.

In einer weiteren Studien an 17 Erwachsenen mit atopischem Ekzem wurden noch nach zwölf Monaten bei allen Patienten Hauterscheinungen beobachtet. Diese betrugen bei 12 Patienten weniger als 10% und bei 5 Patienten weniger als 40% des Ausgangsbefundes (Sheehan et al. 1992).

2.10.9.2 Dosierung

Die Zubereitung eines Tees mit zehn verschiedenen chinesischen Heilkräutern ist aufwendig: vier große Beutel mit chinesischen Heilkräutern müssen in 600 ml Wasser 90 Minuten sieden, bis ein Endvolumen von 100 ml erreicht wird. Dann werden weitere 4 „kleine Beutel" mit chinesischen Heilkräutern dazugegeben und 3 Minuten gekocht. Von diesem Sud werden täglich 100 ml getrunken, bis die Hautveränderung um mindestens 90% zurückgegangen sind. Erst danach erfolgt eine Reduktion auf die Erhaltungsdosis von 1 × 100 ml alle fünf Tage.

2.10.9.3 Unerwünschte Arzneiwirkungen

Todesfälle und andere schwere Nebenwirkungen sind beschrieben. In Präparationen chinesischer Heilkräuter, die in Hongkong analysiert wurden, fanden sich Verunreinigungen mit Toxinen und Schwermetallen. Ferner ließen sich vereinzelt auch Beimengungen westlicher Medizin, insbesondere von Kortikosteroiden, nachweisen.

3 Selbstmedikation

Unter die Selbstmedikation fallen u. a. nicht rezeptpflichtige Präparate, die der Arzt, der für die gesetzliche Krankenversicherung tätig ist, aus wirtschaftlichen Gründen nicht verordnen sollte. Nicht verordnungsfähig sind Externa, die kosmetischen Zwecken, der Hautpflege- und Hautreinigung dienen. Einige nicht rezeptpflichtige und nicht verordnungsfähige Hautpflege- und Hautreinigungsmittel können aber dennoch apothekenpflichtig sein („Over-the-counter"-Präparate). Die Beratung des Apothekers ist dabei entscheidend. Darüber hinaus werden Hautpflege- und Hautreinigungsmittel und zunehmend auch nicht rezeptpflichtige bzw. nicht apothekenpflichtige Präparate, wie z. B. einige Phytotherapeutika, in Drogerien, Reformhäusern, Parfümerien, Kaufhäusern und Lebensmittelmärkten angeboten. Auf eigene Kosten kann sie jeder Patient selbst erlangen. Im Rahmen der Kostendämpfung im Gesundheitswesen gewinnt die Selbstmedikation an erheblicher Bedeutung.

Zur Selbstmedikation des Ekzems gehören damit nicht nur Hautpflege- und Hautreinigungmittel, sondern auch andere, nicht rezeptpflichtige Therapeutika. Dem Laien sind Phytotherapeutika, die zur Selbstmedikation gerechnet werden können (s. 2.10 Phytotherapie), bekannt. Weniger geläufig sind die lokal-wirksamen Antipruriginosa, die in Externa, Dusch- und Ölbäder enthalten sind (s. 2.4).

4 Nicht medikamentöse Maßnahmen

4.1 Hautreinigung und Pflege

Hautpflege- und Hautreinigungsmittel sollen Hautkrankheiten vorbeugen. Dem Lebensmittel- und Bedarfsgegenstände-Gesetz (LMBG) zufolge dürfen Hautpflege- und Hautreinigungsmittel eine Hauterkrankung, wie z. B. ein Ekzem, nicht „überwiegend therapeutisch" beeinflussen. Wird dieser Anspruch erhoben, so muß für das entsprechende Präparat eine Zulassung vom Bundesinstitut für Arzneimittel und Medizinprodukte beantragt werden. Es handelt sich dann um ein Arzneimittel, das eine klinische Prüfung voraussetzt, bei der Wirksamkeit und Unbedenklichkeit aufzuzeigen sind. Für den Wirkstoff muß gezeigt werden, daß er einem Plazebo gegenüber überlegen ist. Obwohl die Wirksamkeit nur von Arzneimitteln beim Bundesinstitut für Arzneimittel und Medizinprodukte nachzuweisen ist, können die zur Mit- und Nachbehandlung des Ekzems geeigneten Hautpflege- und Hautreinigungsmittel auch wirksam sein.

Ekzemerkrankungen heilen erst dann vollständig ab, wenn die entsprechenden Ursachen und Provokationsfaktoren ausgeschaltet sind und der Haut die Möglichkeit einer vollständigen Regeneration ihrer Barrierefunktion gegeben wird. Leider scheitert oft die Dauerhaftigkeit des Therapieerfolgs an der Vermeidung der ekzematogenen Noxen und der konsequenten Nachbehandlung. Auch wenn die Haut äußerlich klinisch erscheinungsfrei ist, befindet sie sich während der postekzematösen Regenerationsphase noch für etwa 4 bis 8 Wochen in einem Zustand erhöhter Irritabilität. Durch vorzeitige oder unphysiologische Hautbelastung kann es zum Rezidiv kommen. Hier kommt den Hautpflege- und Hautreinigungsmitteln eine entscheidende Bedeutung zu.

Ein wesentlicher Bestandteil der Ekzemtherapie, ihrer Mit- und Nachbehandlung, aber auch ihrer Prophylaxe, ist die Rückfettung und Hydratisierung der Haut (Schöpf et al. 1995). Dabei müssen die verschiedenen klinischen Ekzemstadien unterschieden werden. Bei der stadiengerechten Ekzemtherapie kommt es auf die Wahl der geeigneten Grundlage an (Tabelle 20, Tabelle 21).

Cremes lassen sich in hydrophile Cremes vom O/W-Emulsionstyp, lipophile Cremes vom W/O-Emulsionstyp und in amphiphile Cremes vom Mischemulsionstyp unterteilen. Die O/W-Emulsionen wirken durch ihren relativ hohen Wasseranteil (ca. 50–70%) und die dadurch mögliche Verdunstung des Wassers auf der Hautoberfläche angenehm kühl und leicht entzündungshemmend. Diese Externa eigenen sich bei der Therapie des akuten exsudativen Ekzems. Gelegentlich wird diesen Grundlagen Harnstoff zur besseren Hydratisierung der Hornschicht beigefügt (Tabelle 22). Harnstoff erhöht die inter- und intrazelluläre Wasserbindungsfähigkeit der Hornschicht. In der Laienmedizin ist seit Jahrhunderten die lindernde Wirkung von harnstoffhaltigem Urin auf trocken-hyperkeratotische Ekzemherde (besonders an Händen und Füßen) bekannt. Diese „Therapie"

Tabelle 20. Prinzipien der stadiengerechten Ekzemtherapie

Stadium des Ekzems	Prinzip der Lokaltherapie
Akut	*Austrocknende Therapie* *„Feucht-auf-feucht"-Therapie*
Bläschen, Erosion	Wäßrige Umschläge, hydrophile O/W-Emulsionen
Dyshidrotische Bläschen	Bäder, feuchte Umschläge, Lösungen
Mazeration	Austrocknende wäßrige Umschläge ggf. auch weiche Pasten
Subakut	*Entzündungshemmende Lokaltherapie*
Ödem, Seropapeln, Papeln	O/W-Emulsionen oder feuchte Kompressen
Chronisch	*Lipophile Emulsionssalben (W/O-Emulsionen)*
Schuppenkrusten, Papeln	Weiche Pasten
Hyperkeratosen, Rhagaden	Keratolytische Salben
	Touchieren der Rhagaden

erlebt heute im Rahmen der Naturheilkunde eine Wiedergeburt. Die Anwendung der harnstoffhaltigen Präparate verbietet sich im Bereich von Erosionen, da es sonst zur Irritation und zu einem unangenehmen Brennen kommen kann.

Für die Pflege des trockenen und/oder atopischen Ekzems sind emulgatorfreie lipophile Salben (Fettsalben), die nicht mit Wasser mischbar sind, aber auch hydrophile Salben geeignet. Ihre Wirkung

Tabelle 21. Zubereitungsformen, die der stadiengerechten Ekzemtherapie gerecht sind

Grundlagen	Indikation	Wirkung	Nebenwirkung
Lösung	akutes Ekzemstadium	Kühlwirkung und Hemmung der Krustenbildung	Austrocknung, Mazeration bei zu langer Anwendung
Tinktur	behaarte Körperstellen	schnelle Austrocknung	Irritation
Gel	behaarter Bereich	Kühlwirkung leicht abwaschbar	nach Antrocknung geringe Freisetzung der Wirkstoffe
Creme vom O/W-Emulsionstyp	akutes Ekzemstadium	Kühlwirkung geringe Austrocknung	Exsudatkrusten
Öl	akut-subakutes Ekzemstadium	rückfettend gering mazerierend	schwer entfernbare Krusten
Creme vom W/O-Emulsionstyp	subakutes Ekzemstadium	rückfettend und hydratisierend	Risiko der Kontaktsensibilisierung gegen Emulgatoren und Konservierungsstoffe
Lipophile Salbe	chronisches Ekzemstadium	Aufweichung von Hyperkeratosen	Okklusion
Paste	subakutes Ekzemstadium	kontinuierliche Wirkstoffabgabe, lange Haftung	schlecht entfernbar
Duschöl	erscheinungsfreies Intervallstadium	gleichmäßige Wirkstoffverteilung	
Ölbad	erscheinungsfreies Intervallstadium	gleichmäßige Wirkstoffverteilung	Rutschgefahr

beruht auf dem Erweichen und Ablösen von Krusten und Hyperkeratosen. Hydrophile Salben sind fettfreie Zubereitungen und deshalb zur Anwendung am behaarten Bereich geeignet.

Darüber hinaus sind zur Therapie des atopischen Ekzems Linolsäure- und γ-Linolensäure-haltige Hautpflegemittel von Bedeutung (Tabelle 23). Um ihre topische Wirkung auf das atopische Ekzem überprüfen zu können, sind In-vitro-Untersuchungen an Schweinehaut-Modellen geeignet, die eine Abschätzung der transdermalen Resorption beim Menschen erlauben. Dabei werden radioaktiv mar-

Tabelle 22. Harnstoffhaltige Fertigpräparate zur Therapie trockener Haut und Nachbehandlung des Ekzems. Die mit „*" gekennzeichneten Fertigpräparate sind keine Arzneimittel! Die mit „Æ" gekennzeichneten Laceran-Produkte werden ab dem 01.07.1998 unter dem Namen „Eucerin Trockene Haut" geführt (z. B. Æ[1]: Eucerin 3% Urea Lotio, Æ[2]: Eucerin 5% Urea Creme, Æ[3]: Eucerin Salbe 10% Urea oder Æ[4]: Eucerin 10% Urea Lotio). Auswahl ohne Gewähr auf Vollständigkeit

Handelsname	Harnstoff-Konzentration [%]	Konservierung	Duftstoffe
Avene Akerat* O/W-Emulsion	10	+	+
Basodexan Creme/Salbe	10	–	–
Basodexan Soft Creme	10	–	–
Calmurid O/W Lotion	10	–	+
Carbamid Creme Widmer	12	+	-
Cuthyd ADI*	2	+	-
Elacutan Creme/Salbe	10	+	-
Excipial U Lipolotio W/O*	4	+	+
Excipial U Hydrolotio O/W*	2	+	+
Kerasal Basissalbe*	10	–	–
Laceran 3% Urea Spezial-Lotio*Æ[1]	3	+	-
Laceran 5% Urea Spezial-Creme*Æ[2]	5	+	-
Laceran Salbe 10% Urea Æ[3]	10	+	–
Laceran 10% Urea Spezial-Lotio*Æ[4]	10	+	–
Linola Urea Creme	12	+	–
Optiderm	5	+	–
Nubral Creme	10	+	–
Xeroderm Roche-Posay*	3	+	+
Ureotop Creme	12	+	–
Ureotop Salbe	12	–	–

Tabelle 23. Fertigpräparate essentieller Fettsäuren (Linolsäure bzw. γ-Linolensäure) zur Therapie des atopischen Ekzems. Die mit „*" gekennzeichneten Fertigpräparate sind keine Arzneimittel! Die mit „Æ" gekennzeichneten Laceran-Produkte werden ab dem 01.07.1998 unter dem Namen „Eucerin Trockene Haut" geführt (s. auch Tabelle 22). Auswahl ohne Gewähr auf Vollständigkeit

Handelsname	Zusätze mit Linolsäure/γ-Linolensäure	Konservierung (K)	Duftstoffe (D)
Excipial Mandelölsalbe*	Mandelöl	K: –	D: +
Floriabene	Ethyllinolat 0,09%	K: –	D: –
Hydro Cordes O/W	Ethyllinolat 0,05%	K: +	D: +
Kneipp Mandelblüten Hautöl*	Mandelöl	K: –	D: +
Laceran 12% OMEGA Fettsäuren Spezial-Lotio*Æ	Nachtkerzensamenöl 12%	K: +	D: –
Laceran 12% OMEGA Fettsäuren Spezial-Creme*Æ	Nachtkerzensamenöl 12%	K: +	D: –
Laceran 20% OMEGA Fettsäuren Spezial-Fettsalbe*Æ	Nachtkerzensamenöl 12%	K: +	D: –
Linola Creme O/W	Linolsäure 0,13%	K: +	D: +
Linola-Fett N Creme W/O	Linolsäure 0,21%	K: –	D: +
Linola-Fett 2000 Creme W/O	Linolsäure 2,00%	K: –	D: +
Lipo Cordes W/O	Ethyllinolat 0,05%	K: +	D: +

kierte Lipide in das zu überprüfende Externum eingearbeitet und auf die exzidierte Schweinehaut appliziert. Anschließend wird die Verteilung der Substanz in den verschiedenen Hautschichten gemessen. Derartige Untersuchungen wurden zur Überprüfung der Penetration der essentiellen Fettsäuren aus Laceran® Omega durchgeführt. Es konnte gezeigt werden, daß 61% des markierten Triglycerids in die Haut einzieht, wobei 95% davon in der Hornschicht verbleibt.

Der Tabelle 18 ist eine vergleichende Darstellung des Fettsäuregehalts extern verwendeter Linolsäure- und γ-Linolensäure-haltiger Öle zu entnehmen. Durch die topische Applikation geeigneter Präparationen können die epidermalen Defizite ausgeglichen und die Barrierefunktion stabilisiert werden.

4.1.1 Epidermale Lipide

Wichtige Aufgaben der Epidermis des Menschen bestehen darin, den Organismus vor Austrocknung zu schützen, indem der transepidermale Wasserverlust (TEWL) minimiert und die uneingeschränkte Penetration von Fremdstoffen verhindert wird. Diese Funktionen werden vom Stratum corneum übernommen, das aus Korneozyten und interzellulär gelagerten Lipiddoppelmembranen besteht. Die Stratum-corneum-Lipide machen im Mittel 8% des Trockengewichts des Stratum corneum aus. Es lassen sich überwiegend die drei apolaren Lipide, freie Fettsäuren (25%), Ceramide (40%) und Cholesterin (25%) nachweisen. Die Ceramide werden in sechs Fraktionen eingeteilt. Eines dieser Ceramide stabilisiert die interzellulären Lipiddoppelmembranen. Dieses Ceramid 1 enthält eine amidgebundene, langkettige Ω-Hydroxyfettsäure (C30–34). In der humanen Epidermis ist die Linolsäure zu mehr als 50% mit dem Ceramid 1 verestert. Für die Barrierefunktion des Stratum corneum ist die quantitative und qualitative Zusammensetzung der epidermalen Lipide entscheidend. Die Barriere ist bei den Ekzemerkrankungen gestört.

Wiederholter und längerer Kontakt mit heißem Wasser, Detergentien und Lösungsmitteln führt über die Delipidisierung der Haut zur Schwächung der Barrierefunktion und nachfolgend zur Erhöhung des TEWL und der Permeabilität. Dies wirkt sich besonders nachteilig bei einem bereits existierenden, trockenen, postekzematösen Hautzustand aus. Als Folge der reduzierten Barrierefunktion der Haut und des erhöhten TEWL können Fremdstoffe und Mikroorganismen leichter in die Haut penetrieren und ein irritativ-toxisches oder allergisches Kontaktekzem auslösen.

Eine Störung der Barriere kann experimentell auch durch eine linolsäurefreie Ernährung induziert werden. Dann kommt es zu einem erhöhten TEWL und gestörten Aufbau der interzellulären Lipiddoppelmembranen. Die Bedeutung der essentiellen Fettsäuren für die Integrität der epidermalen Barriere ist bekannt (s. 1.3). Im Tierversuch wurde die Barrierefunktion durch die topische Applikation der essentiellen Fettsäuren Linolsäure und γ-Linolensäure wieder hergestellt. Offensichtlich werden topisch applizierte essentielle Fettsäuren in die Strukturlipide der Epidermis eingebaut.

Der Wirkungsmechanismus topischer Externa (W/O- oder O/W-Emulsionen) auf die oberste Hornschicht, die sich im Ekzemstadium durch eine gestörte Barriere auszeichnet, ist nur ansatzweise untersucht und bekannt. Erzielt werden soll die Rückfettung und Hydratation der Hornschicht sowie die Regeneration der epidermalen Barriere.

4.1.2 Anwendung

Zur therapiebegleitenden Pflege von Ekzemerkrankungen, vor allem in der abklingenden Phase eines Ekzemschubes und in den schubfreien Intervallen, haben sich neben den Harnstoff- (s. Tabelle 22) und Linol-/γ-Linolensäure-haltigen (s. Tabelle 23) Präparaten einige Dermokosmetika und teilweise auch als Arzneimittel deklarierte Fertigpräparate besonders bewährt (Tabelle 24). Bei der Wahl des Externums muß dabei immer das klinische Ekzemstadium berücksichtigt werden (s. 4.1, Tabelle 20 und Tabelle 21). Zur Intervalltherapie des trockenen Ekzems sind Kenntnisse des Lipidanteils des jeweiligen Präparats von Vorteil (Schürer u. Kresken 1998; Kresken u. Leven 1998).

Als Hautreinigungsmittel sind seifenfreie Duschprodukte auf Ölbasis – sogenannte Duschöle – insbesondere während der Nachbehandlung des trockenen Ekzems indiziert (Tabelle 25). Die Duschöle sollten stets mit dem für das jeweilige Ekzemstadium geeigneten Hautpflegemittel kombiniert werden. Zum Beispiel sorgt das parfüm-, farb- und konservierungsstofffreie „Laceran Spezial-Duschöl mit 2% Polidocanol" mit einem 65%igen Anteil hautverwandter Lipide für eine juckreizstillende, nicht austrocknende Hautreinigung.

Der Atopiker muß längeren Kontakt mit heißem Wasser konsequent meiden. Kurze Duschen und Ölbäder mit entsprechenden

Tabelle 24. Hautpflegemittel zur Zwischen- und Nachbehandlung sowie zur Prophylaxe des trockenen Ekzems, mit „*" gekennzeichnete Fertigpräparate sind keine Arzneimittel! Die mit „Æ" gekennzeichneten Laceran-Produkte werden ab dem 01.07.1998 unter dem Namen „Eucerin Trockene Haut" geführt (s. auch Tabelle 22). Auswahl ohne Gewähr auf Vollständigkeit

Handelsname	Darreichungsform	Konservierung	Duftstoffe
Abitima Creme*	O/W-Emulsion	+	–
Avene Körpermilch*	O/W-Emulsion	+	–
Avene Cold Cream*	Kühlsalbe (U. leniens)	+	+
Dermatop Basis	Creme	+	–
	Salbe	+	–
	Fettsalbe	–	–
Excipial Creme *	O/W-Emulsion	+	–
Fettcreme	W/O-Emulsion	+	+
Lipoderm	W/O-Emulsion	+	–
Laceran			
Spezial-Lotio*Æ	W/O-Emulsion	+	–
Spezial-Creme*Æ	W/O-Emulsion	+	–
Neribas	Creme	+	–
	Salbe/Fettsalbe	–	–
Preval Lipol*	Öl	–	–
Preval Lipolotion*	W/O-Emulsion	+	–
pH5-Eucerin			
Creme F*	O/W-Emulsion	+	+
Intensiv Lotio*	O/W-Emulsion	+	+
Intensiv F Lotio*	W/O-Emulsion	+	+
Pflegesalbe*	W/O-Emulsion	+	+
Roche-Posay			
Cold Creme*	Kühlsalbe (U. leniens)	–	–
Lipikar*	O/W-Emulsion	+	+
Toleriane corps*	W/O-Emulsion	–	–
sebamed Exclusiv Pflege-Lotion*	W/O-Emulsion	+	–

Tabelle 25. Hautreinigungsmittel zur Zwischen- und Nachbehandlung sowie zur Prophylaxe des Ekzems und der trockenen Haut. Das mit „Æ" gekennzeichnete Laceran-Produkt wird ab dem 01.07.1998 unter dem Namen „Eucerin Lipid Duschöl" geführt. Auswahl ohne Gewähr auf Vollständigkeit

Handelsname	Lipidgehalt [%]	Konservierung	Duftstoffe
Eubos Duschöl	55	–	+
Laceran 2% Polidocanol Spezial-Duschöl Æ	65	–	–
Oleatum Gel	69,5	–	+
pH5-Eucerin Creme Duschöl	55	–	+
sebamed Duschöl	52	–	+

Zusätzen (Tabelle 26) sind zu empfehlen. Zur täglichen Hygiene eignen sich Syndet- und Seifenstücke (Eubos®, Oleatum®, Neutrogena®, pH5-Eucerin®, Roche Posay®), darunter vor allem Produkte, die parfüm- und konservierungsstofffrei sind. Schaumbäder, flüssige Seifen und Duschgele, die zur Austrocknung der Haut führen, sind generell zu meiden.

4.1.3 Kosten

Bei einer Behandlung des ganzen Körpers des Erwachsenen sind ca. 30–50 g des entsprechenden Externums erforderlich. In Anbetracht der großen Menge, die für eine Ganzkörperanwendung benötigt wird, erscheinen viele gute Fertigpräparate zunächst als nicht preisgünstig. Zudem müssen exponierte Stellen wie die Hände, evtl. auch das Gesicht, mehrmals täglich eingefettet werden. Dabei muß gewährleistet sein, daß die Dermatika auch durch die Hornschicht penetrieren. Abzuwägen sind diese Hautpflegemittel gegenüber den preisgünstigeren Präparaten, die in Drogerien, Kaufhäusern und Lebensmittelmärkten vom Patienten selbst gekauft werden können. In der Regel führt aber eine kompetente Beratung und die nachfolgende Hautpflege mit einem geeigneten, meist apotheken-

Tabelle 26. Balneotherapeutika. Auswahl einiger Emulsions- und Spreitungsbäder ohne Gewähr auf Vollständigkeit. Die mit „*“ gekennzeichneten Fertigpräparate sind keine Arzneimittel!

Handelsname	Zusammensetzung auf 100 g ohne Hilfsstoffe	
Emulsionsölbäder	*pflanzlich*	
Balneum Hermal	Sojabohnenöl	84,75 g
Balneum Hermal Plus	Sojabohnenöl	82,95 g
	Polidocanol	15,00 g
Balneoconzen	Sojabohnenöl	81,00 g
	Lezithin	5,00 g
Ölbad Cordes	Sojabohnenöl	78,10 g
Ölbad Cordes F	Erdnußöl	88,50 g
Penatol	Sojabohnenöl	65,00 g
Sulfo-Ölbad Cordes	Sojabohnenöl	66,00 g
	Schieferöl	10,00 g
Emulsionsölbäder	*mineralisch/synthetisch*	
Linola-Fett-N Ölbad	Dickflüssiges Paraffin	48,00 g
Oleatum	Dünnflüssiges Paraffin	63,40 g
Emulsionsölbäder	*pflanzlich und mineralisch*	
Balneum Hermal F	Erdnußöl	46,45 g
	Dünnflüssiges Paraffin	47,00 g
Derma Bad Lichtenstein	Weizenkeimöl	2,00 g
	Avokadoöl	3,00 g
	Sojabohnenöl	44,95 g
	Dünnflüssiges Paraffin	50,00 g
Hoecutin Ölbad	Sojabohnenöl	87,00 g
Hoecutin Ölbad F	Dünnflüssiges Paraffin	49,00 g
	Erdnußöl	52,50 g
Oleobal	Sojabohnenöl	50,00 g
	Dünnflüssiges Paraffin	43,95 g
Prevabal*	Traubenkernöl	8,80 g
	Dünnflüssiges Paraffin	91,00 g
Windol Basisbad	Sojabohnenöl	32,00 g
	Dickflüssiges Paraffin	26,00 g

Tabelle 26. *Fortsetzung*

Handelsname	Zusammensetzung auf 100 g ohne Hilfsstoffe	
Spreitungsölbäder		
Balmandol*	Dünnflüssiges Paraffin	69,30 g
	Mandelöl	30,00 g
Kneipp Nachtkerzen Ölbad*	Nachtkerzensamenöl	50,00 g
	Kokosnußölfraktion	48,00 g
Kneipp Neurodermitis-Bad	Sojabohnenöl	89,65 g
Kneipp Mandelblüten Ölbad*	Mandelöl	93,50 g

pflichtigen Präparat zu einem raschen Behandlungserfolg, der einen insgesamt geringeren Verbrauch nach sich zieht. Daher können die für den Patienten anfallenden Kosten für ein apothekenpflichtiges Over-the-counter-Präparat mit den preisgünstigeren Hautpflegemitteln durchaus vergleichbar sein.

Gut verträglich und, wenn in großen Mengen (ca. 500 g) verwendet, auch preisgünstig sind bewährte Rezepturen, die sich im allgemeinen durch ihre Galenik, bestehend ausschließlich aus notwendigen Einzelbestandteilen, auszeichnen. Standardrezepturen sind in dem Deutschen Arzneibuch (DAB) aufgeführt. Einige Rezepturen sind dem DAB aber nicht zu entnehmen. Diese in der Praxis häufig eingesetzten Rezepturen sind in sogenannten Rezeptursammlungen zusammengefaßt. Hierzu gehören die „Deutschen Rezeptformeln" und das „Neue Rezeptur-Formularium", das vom Zentrallaboratorium der Deutschen Apothekerschaft in Eschborn herausgegeben wird. Darüber hinaus gibt es Rezepturen, die sinnvoll, aber nicht für das DAB geeignet sind. Diese sind dem Deutschen Arznei-Codex (DAC) zu entnehmen. Rezepturen können im allgemeinen besser auf die individuellen Erfordernisse der Patienten abgestimmt werden als die Fertigpräparate, dagegen zeichnen sich Fertigpräparate durch eine gleichbleibende Qualität aus, die mit einer besseren Reproduzierbarkeit der Therapieerfolge einhergeht. Fertigpräparate werden auch als Grundlage von Rezepturen verwendet. Hierbei müssen die Rezeptur- und Kompatibilitätsempfehlungen des entsprechenden pharmazeutischen Unternehmens beachtet werden (Garbe et al. 1996). Bewährte industriell gefertigte Hautpflegemittel sind häufig galenisch komplizierte Systeme, die durch ungeeignete Rezepturen zerstört werden können (Niedner u. Ziegenmeyer 1992).

4.1.4 Unerwünschte Wirkungen und Anwendungsbeschränkungen

Jede externe Behandlung des Ekzems muß dem entsprechenden Stadium angepaßt sein (s. Tabelle 20, Tabelle 21). Die Unterscheidung verschiedener klinischer Ekzemstadien hat daher eine therapeutische Bedeutung. Werden diese Grundregeln der topischen dermatologischen Therapie nicht beachtet, kann es zur Exazerbation und zur Verschlechterung des Ekzems kommen. Denkbar ungeeignet ist die Therapie des akut-nässenden Ekzems mit lipophilen Salben und die des trockenen, chronischen Ekzems mit O/W-Emulsionen. Die Anwendung harnstoffhaltiger Externa kann im akut-entzündlichen Ekzemstadium zur Irritation führen. Zu unterlassen ist die Hautreinigung mit alkalischen Seifen, Scheuermitteln und Alkoholabreibungen. Unzweckmäßige Selbsttherapien, wie z. B. die Anwendung von Schüttelmixturen und Puderbehandlungen auf nässende Ekzemflächen, sind kontraindiziert.

Darüber hinaus verbietet sich die Anwendung von Hautpflegemitteln, gegenüber deren Bestandteilen Sensibilisierungen vom Spättyp bestehen. Diese können gegenüber einigen Emulgatoren und Konservierungsstoffen beobachtet werden. Deshalb sind Kenntnisse über die genaue Zusammensetzung der im Handel befindlichen Dermokosmetika unabdingbar (Kresken u. Leven 1998). Insgesamt sind aber vorübergehende irritative Reaktionen auf Hautpflegemittel und Kosmetika weitaus häufiger als Reaktionen im Sinne einer allergisch bedingten Kontaktdermatits. Nur etwa 10% aller durch Hautpflegeprodukte und Kosmetika verursachten Dermatitiden sollen durch eine allergische Spättypreaktion auf ein gegebenes Allergen bedingt sein. Auch die für den Patienten relevanten kontaktallergischen Reaktionen auf wollwachshaltige Externa, wie

z. B. pH5-Eucerin®, sind im Gegensatz zur allgemeinen Meinung sehr selten (Nachbar et al. 1993).

Auf der „Hitliste" der kosmetischen Allergene steht der im Epikutantest verwendete Duftstoff-Mix an erster Stelle. In der deutschen Gesamtbevölkerung gilt somit der Duftstoff-Mix nach Nickel als das zweithäufigste Kontaktallergen (Schnuch u. Geier 1995). Der Nachweis einer klinisch relevanten Sensibilisierung gegenüber Duftstoffen hat sich jedoch als schwierig erwiesen. Häufig wird beobachtet, daß trotz positiver Testreaktion auf den Duftstoff-Mix ein korrelierendes klinisches Bild fehlt und auch parfümierte Hautpflegemittel von dem getesteten Patienten reaktionslos vertragen werden (De Groot 1997). Bei Abklärung einer Hautreaktion auf ein parfümiertes Hautpflegemittel ist nach dem Epikutantest die klinische Relevanz der Testreaktion auf den Duftstoff-Mix stets durch einen Anwendungstest zu überprüfen.

Zur Anwendung von Hautpflege- und Hautreinigungsmitteln in der Schwangerschaft und während der Stillperiode sind keine Einschränkungen bekannt.

4.2 Medizinische Ölbäder

Ein wesentlicher Bestandteil der Ekzemtherapie ist die adjuvante Basistherapie mit wirkstofffreien und -haltigen Ölbädern. Ölbäderkonzentrate zur Herstellung von Ölbädern enthalten mindestens 55% fette Pflanzenöle, dünnflüssiges Paraffin oder entsprechende Mischungen. Allein durch Anwendung der bewährten Triglyzerid- und Paraffin-haltigen Ölbäder bessert sich der Hautzustand. Die verminderte Hauttrockenheit zieht eine Linderung der Beschwerdesymptomatik nach sich und führt zu einer Vermeidung von Erkrankungsrezidiven. Die Öle synthetischer, mineralischer oder pflanzlicher Herkunft wie dünnflüssiges Paraffin (mineralisch), Erdnuß- oder Sojabohnenöl (pflanzlich), ohne oder mit Zusätzen von Nachtkerzensamen- oder Mandelöl (Linol- und γ-Linolensäure-haltig), verbessern die epidermale Barrierefunktion (s. Tabelle 26). Objektivierbar ist dies durch den meßbar reduzierten transepidermalen Wasserverlust. Zudem kann mit der Einsparung von Kortikosteroiden gerechnet werden.

Beim Einsatz medizinischer Ölbäder ist zunächst zwischen Emulsions- und Spreitungsölbädern zu unterscheiden (Melnik u. Braun-Falco 1996). Spreitungsölbäder sind im Gegensatz zu den Emulsionsölbädern frei von Emulgatoren und enthalten Lipide, die sich als Schicht auf der Wasseroberfläche anordnen und sich beim Ein- und Aussteigen in das Badewasser auf die Haut des Badenden aufziehen.

Emulsionsölbäder bewirken eine Rückfettung der Haut einhergehend mit einer Reduktion des transepidermalen Wasserverlustes (Balneum Hermal® F). Zusätze wie Polidocanol (Balneum Hermal® Plus) bewirken neben dem Fettungseffekt eine Juckreizlinderung während des Badevorgangs. Emulsionsölbäder enthalten hydrophile Emulgatoren, die zu einer homogenen Verteilung der Ölkomponente im gesamten Badewasser führen. Durch ihre Zugabe wird das Badewasser milchig-trübe. Emulsionsölbäder wirken auch reinigend, was aber zu Lasten der Rückfettung geht. Eine stark geschädigte epidermale Barriere, die Bestandteil der meisten Ekzemerkrankungen ist, kann demnach durch ein Emulsionsölbad nur teilweise korrigiert werden.

Beim Spreitungsölbad (Balmandol®) schwimmt das Öl auf der Wasseroberfläche und wird beim Ein- und Aussteigen in das Badewasser homogen auf die Haut gebracht. Die rückfettende Wirkung ist gut bei ausbleibender Entfettung der Haut. Die Reinigungswirkung des Spreitungsölbads ist gering.

Die Wirksamkeit der Emulsions- und der Spreitungsölbäder im Sinne der Rückfettung der Hautoberfläche konnte mittels Surfometrie, Rasterelektronenmikroskopie, Evaporimetrie und Bestimmung der Hautrückfettung objektiviert werden (Müller u. Nook 1986; Gabard u. Biele 1991).

4.2.1 Anwendung und Dosierungen

Die therapeutische Zielsetzung bei der Anwendung medizinischer Ölbäder besteht in der Rückfettung der juckenden und trockenen Haut und in der Verminderung des transepidermalen Wasserverlusts bei der unterstützenden Behandlung von Ekzemerkrankungen. Medizinische Spreitungsölbäder sind auch indiziert zur unterstützenden Therapie der Ichthyose, der Alterssebostase und des Exsikkationsekzematids.

Die Anwendung des Ölbades ist leicht durchzuführen und reizarm. Kontinuierlich während des Badevorgangs kommt es zu einer gleichmäßigen Verteilung des Öls und damit zur Rückfettung der ekzematösen und trockenen Haut. Bei den wirkstofffreien Ölbädern ist die Grundlage selbst das Therapeutikum.

Im allgemeinen werden für ein Vollbad 30–45 ml des entsprechenden Emulsionsölbadzusatzes empfohlen. Für ein Spreitungsölbad werden dagegen nur 15 ml des entsprechenden Öls verwendet. Der Badezusatz ist dem bereits eingelaufenen Badewasser zuzugeben. Die Badetemperatur sollte 36 °C nicht überschreiten. Empfehlenswert ist es, eine Badedauer von 15–20 Minuten einzuhalten. Nach dem Baden ist die Haut nur leicht mit dem Handtuch abzutupfen. Ölbäder sind im Abstand von 2–3 Tagen zu wiederholen.

Wegen des reinigenden Effektes eignen sich Emulsionsölbäder (Balneum Hermal®) auch als Duschbäder (s. Tabelle 25).

Da Spreitungsöle frei von Emulgatoren und einige davon (z. B. Balmandol®) auch frei von Detergentien sind, können diese auch als Hautöl verwendet werden. Sinnvoll ist die Anwendung nach dem Duschen, indem das Öl direkt auf die noch warme und feuchte Haut gegeben wird.

4.2.2 Unerwünschte Wirkungen und Anwendungsbeschränkungen

In Einzelfällen können Rötungen, Juckreiz und Brennen auftreten, insbesondere dann, wenn eine Überempfindlichkeit gegenüber einem Inhaltsstoff des entsprechenden Ölbades vorliegt.

Bei den Spreitungsölbädern besteht eine erhöhte Rutschgefahr durch den Ölfilm auf der Haut und in der Wanne.

Vollbäder verbieten sich bei schweren fieberhaften und infektiösen Ekzemformen, bei größeren Hautverletzungen sowie bei Herzinsuffizienz und Hypertonie.

Zur Anwendung bei Schwangerschaft und während der Stillperiode sind keine Einschränkungen bekannt.

4.2.3 Interaktionen mit anderen Medikamenten

Der gleichzeitge Gebrauch von Seifen und Syndets hebt die rückfettende Wirkung der medizinischen Ölbäder auf.

4.3 Phototherapie

Die Phototherapie mit ultraviolettem (UV) Licht ist eine adjuvante bzw. alternative Therapie zum Teil nebenwirkungsreicher traditioneller Therapieformen.

UV-Licht wird gemäß seiner spektralen Zusammensetzung unterteilt in UVC (<290 nm), UVB (290–320 nm), UVA2 (320–340 nm) und UVA1 (340–400 nm) (Kindl u. Raab, 1998). Therapeutisch genutzt werden Bestrahlungen mit UVB-, UVA- und Kombinationen aus UVB- und UVA-Licht. Die polychromatische Bestrahlung mit einem Emissionsmaximum zwischen 300 und 320 nm wird als „selektive UV-Phototherapie (SUP)" bezeichnet.

Die PUVA-Therapie ist die am häufigsten angewendete Photochemotherapie. Das therapeutische Prinzip besteht in der Kombination von oral oder lokal applizierten Psoralenen (P) und nachfolgender UVA-Bestrahlung (UVA). Beide Komponenten sind erforderlich, um eine kontrollierte phototoxische Reaktion mit therapeutischem Effekt zu erzielen. Psoralene sind trizyklische Furocumarine, von denen primär das 8-Methoxypsoralen (8-MOP), aber auch das 5-Methoxypsoralen (5-MOP, Bergapteren), für die PUVA-Therapie verwendet werden.

Darüber hinaus hat die Phototherapie in den letzten Jahren eine wesentliche Intensivierung durch die zusätzliche Anwendung salzhaltiger Bäder (Balneophototherapie) erfahren.

4.3.1 Wirkungen

Die biologischen Wirkungen von UVA- und UVB-Licht sind unterschiedlich. Der Bereich des UVB-Lichts von 290 bis 320 stellt den biologisch wirksamsten Anteil des ultravioletten Spektrums dar, und zwar sowohl für die akuten Wirkungen, meßbar am UV-Erythem mit seinem Maximum um 300 nm (Dermatitis solaris), als auch des Auftretens von epidermalen Tumoren. Zu den positiven Wirkungen der UVB-Bestrahlung gehört die Stimulation der Vitamin-D-Synthese der Haut. Das langwelligere UVA-Licht wird für die Entstehung der aktinischen Elastose (Hautalterung) verantwortlich gemacht. Photoallergische und phototoxische Reaktionen der Haut sollen darüber hinaus auch primär durch UVA-Licht vermittelt werden.

UVA und UVB unterscheiden sich auch im Hinblick auf ihre Wirkung auf die Melanozyten. UVA und sichtbares Licht können, besonders bei stärker pigmentierten Personen, unmittelbar nach Bestrahlung zu einer sichtbaren Zunahme von Hautmelanin führen. Diese durch UVB nicht auslösbare Sofortpigmentierung steht im Gegensatz zur UVB-induzierten Spätpigmentierung der Haut, die erst 2–3 Tage nach UV-Strahlenexposition auftritt. Heute wird in Solarien zur kosmetischen Hautpigmentierung vorwiegend UVA eingesetzt, was auf dessen angeblicher Harmlosigkeit und der schnelleren Bräunungswirkung des UVA-Lichts beruht. Allerdings zeigen neuere Erkenntnisse, daß die Wirkungen der UVA- und UVB-Strahlen auf die Haut nicht streng getrennt werden können, spielt auch z. B. UVA bei der Karzinomentstehung eine Rolle und UVB trägt zur extrinischen Hautalterung bei. Diese Erkenntnis relativiert die angebliche „Harmlosigkeit“ der UVA-Strahlung in Solarien.

4.3.2 Wirkungsmechanismen

Der Wirkungsmechanismus der Phototherapie auf das atopische Ekzem ist noch ungenügend erforscht. Ziel intensiver Forschungsarbeiten sind die Auswirkungen der UV-Strahlung auf das Immunsystem der Haut („Photoimmunologie).

UVB-Licht ist ein potenter Immunmodulator, Zielzellen sind z. B. die Langerhanszellen und Keratinozyten. Es wird eine UVB-induzierte zahlenmäßige Reduzierung und Aktivitätsminderung der Langerhanszellen beobachtet. Zudem moduliert UVB-Licht die sekretorische Leistung der Keratinozyten. Die Folge ist eine Hemmung zellvermittelter Immunantworten. Weiterhin wird in dem komplexen Geschehen der UVB-induzierten Immunmodulation die Expression des „Interzellular-Adhäsionsmolekül 1" (ICAM-1) menschlicher Keratinozyten gehemmt, auf das hier beispielhaft eingegangen wird. ICAM-1 wird bei den meisten inflammatorischen Hauterkrankungen, also auch beim atopischen Ekzem, exprimiert. Bei der Entwicklung eines entzündlich-epidermalen Infiltrates spielt ICAM-1 als Ligand für T-Lymphozyten und eosinophile Granulozyten eine Schlüsselrolle. Somit wird unter UVB-Licht über Hemmung der Expression von ICAM-1 die Entzündungsbereitschaft der Haut unterdrückt.

Über die Auswirkungen der UVA-Bestrahlung auf das Immunsystem der Haut liegen bislang nur wenige Informationen vor, und über mögliche Wirkungsmechanismen läßt sich daher nur spekulieren. Angenommen werden spezielle Angriffspunkte der hochdosierten UVA1-Therapie (bis 130 J/cm^2), diese reduziert u. a. die Expression von Langerhanszellen in läsionaler Haut von Patienten mit atopischem Ekzem. Darüber hinaus ist nach UVA1-Bestrahlung die Konzentration des Eosinophilen-kationischen Proteins (ECP) im Serum reduziert. Möglicherweise beeinflußt die UVA1-Bestrahlung die Funktion der eosinophilen Granulozyten (Krutmann 1992). Die Induktion hemmender Zytokine (Il-10) sowie der Apoptose immunkompetenter Zellen sind weitere Wirkungen der UVA1-Bestrahlung beim atopischen Ekzem.

Ein gesicherter Wirkungsmechanismus der PUVA-Therapie ist die Bildung von Psoralen-DNS-Zwischenstrangbrücken und die sich daraus ergebende Hemmwirkung auf die epidermale DNA-Synthese. Dieser zytostatische Effekt erklärt teilweise die Wirksamkeit der PUVA-Therapie bei der Psoriasis vulgaris. PUVA ist aber auch bei anderen, nicht hyperproliferativen Dermatosen wirksam. Deshalb werden weitere Angriffspunkte diskutiert. Über den spezifischen Effekt der PUVA- und der alleinigen UVA-Bestrahlung auf das atopische Ekzem, bzw. auf die therapieresistenten Palmoplantarekzeme, liegen jedoch noch keine genauen Informationen vor.

Die Wirkung der Balneotherapie folgt dem Dialyseprinzip: Ab einer Salzkonzentration von 25% wird der Epidermis Wasser entzogen. Zudem werden durch extern applizierte 1molare NaCl-Lösungen Serinproteinasen aus der erkrankten Epidermis eluiert. Neutrophile Granulozyten enthalten in ihren Granula Serinproteinasen, zu denen die humane Leukozytenelastase und Kathepsin G zählen, beide lassen sich in den Salzeluaten von Patienten mit Psoriasis, atopischem Ekzem und Kontaktekzemen nachweisen. Entscheidend für die Eluierbarkeit der Serinproteinasen ist dabei die Ionenstärke des Badewassers von über 5 Vol. %, die im wesentlichen von Natrium- und Chloridionen bestimmt wird.

4.3.3 Wirksamkeit

Unter der adjuvanten Behandlung des atopischen Ekzems mit UV-Licht kommt es nicht nur zur Besserung des klinischen Bildes und zur Abnahme des Pruritus, sondern auch zu einem geringeren Verbrauch von Kortikosteroiden. Eine kombinierte UVA-/UVB-Therapie bewirkt einen stärkeren Effekt auf die Abheilung des atopischen Ekzems als die UVB- bzw. SUP-Bestrahlung allein. Obwohl kein Laborparameter bekannt ist, der eindeutig mit dem klinischen Schweregrad des atopischen Ekzems korreliert, wird häufig zum Nachweis der Wirksamkeit der UV-Therapie die ECP-Konzentration im Serum als Anhaltspunkt herangezogen, eine Abnahme ist beim atopischen Ekzem häufig zu beobachten.

Die klinische Wirksamkeit von PUVA auf das schwere atopische Ekzem und die therapieresistenten Palmoplantarekzeme wurde ebenfalls beschrieben. Dabei sind die PUVA-Badphotochemotherapie und die perorale Psoralenapplikation gleichermaßen wirksam. Dies ist durch die Aufnahme des Wirkstoffes in die Haut bedingt. Unklar ist, wie sich die immunmodulierende Wirkung von PUVA auf das hochdifferenzierte Immunorgan Haut auswirkt.

UVA1 zeichnet sich durch eine geringe erythematogene Wirksamkeit aus, so daß hohe Dosen therapeutisch appliziert und spezifische photobiologische Effekte erreicht werden können.

Solebäder haben in langjähriger klinischer Anwendung ihre Wirksamkeit bei der Psoriasis und dem atopischen Ekzem unter Beweis gestellt.

4.3.4 Indikationen

Die UV-Therapie kann zur adjuvanten Behandlung des Ekzems, insbesondere des atopischen Ekzems, eingesetzt werden. Zum Einsatz kommen die UVB-, die UVA-, die SUP-, die kombinierte UVA-/UVB-, die Hochdosis-UVA1- und die PUVA-Therapie sowie die Balneophototherapie.

Hauptindikationen für die systemische PUVA-Therapie und PUVA-Badphotochemotherapie sind die Psoriasis vulgaris und das kutane T-Zell-Lymphom, eine weitere Indikation stellt das schwere atopische Ekzem dar. Bei der PUVA-Badphotochemotherapie liegt der 8-MOP-Plasmaspiegel unter 5 ng/l und beträgt damit nur 1/25stel wie bei oraler Gabe. Folge des niedrigeren 8-MOP-Plasmaspiegels ist eine geringere systemische Aufnahme und damit bessere Verträglichkeit (Röcken et al. 1995). Auch das Tumorrisiko (Basaliome, spinozelluläre Karzinome) ist wegen einer deutlich geringeren UVA-Gesamtdosis niedriger. Unter externer Verwendung von 8-MOP beträgt die UVA-Gesamtdosis etwa 30 J/cm^2, bei systemischer dagegen liegt sie bei etwa 100–200 J/cm^2.

Die topische PUVA-Therapie bietet sich zur Behandlung umschriebener Hautareale an. Deshalb findet sie zur Therapie palmoplantarer Formen der Psoriasis und therapieresistenter hyperkeratotisch-rhagadiformer Hand- und Fußekzeme sowie bei lokalisierten Formen der atopischen Dermatitis ihre Anwendung.

Hauptindikation der UVA1-Therapie ist das schwere, akut exazerbierte atopische Ekzem. Zu differenzieren ist zwischen einer Niedrigdosis- (unter 20 J/cm^2 pro Einzelbestrahlung), Mitteldosis- (bis 20–90 J/cm^2) und Hochdosis- (bis 90–130 J/cm^2)-Therapie (Krutmann et al. 1998).

4.3.5 Dosierungen

Die UV-Empfindlichkeit ist vom Hauttyp abhängig. Um die individuelle UVB-Empfindlichkeit berücksichtigen zu können, wird zu Beginn der UVB-Therapie die minimale Erythemdosis (MED) bestimmt. Hierbei werden definierte Areale der nicht lichtexponierten Gesäßregion mit ansteigenden UVB-Dosen bestrahlt. Die MED ist die Dosis, die innerhalb von 24 h ein gerade sichtbares Erythem erzeugt. Die Anfangsdosis einer UVB-Therapie entspricht der MED. Minimal sind 3 Bestrahlungen pro Woche notwendig. Während der Bestrahlung sollten Gesicht und Genitalregion abgedeckt werden. Eine Steigerung der UVB-Dosis ist im weiteren Therapieverlauf erforderlich. Bei unerwünschtem Auftreten eines ausgeprägten Erythems sollte die Behandlung unterbrochen und nach Rückbildung des Erythems mit 50% der letzten Dosis fortgesetzt werden.

Die Kombination von UVB- und UVA-Licht scheint einen besseren Effekt auf die Abheilung des atopischen Ekzems zu haben als die UVB- oder UVA-Bestrahlung allein. Auch soll die Besserung länger anhalten. Die Bestrahlung des Patienten erfolgt simultan durch 2 verschiedene Lichtquellen in der gleichen Kabine. Auch die UVA/UVB-Therapie des atopischen Ekzems erfolgt MED-abhängig. Begonnen wird mit 80% der MED, das weitere Procedere entspricht dem bei der UVB-Therapie. Die UVA-Anfangsdosis beträgt meist etwa 2 J/cm^2 und die UVB-Anfangsdosis etwa 20 mJ/cm^2. Die Dosissteigerung sollte individuell erfolgen.

Der für die PUVA-Therapie therapeutisch wirksamste Spektralbereich liegt zwischen 320 und 340 nm (UVA2). Mit Hilfe eines UVA-Dosimeters (Empfindlichkeitsmaximum bei 360 nm) erfolgt die für die sichere und effektive Durchführung der PUVA-Therapie erforderliche Dosimetrie. Vor Beginn der systemischen PUVA-Therapie müssen Kontraindikationen ausgeschlossen und der Patient über die Risiken der PUVA-Therapie aufgeklärt werden. Das gilt insbesondere hinsichtlich der für 8 h nach Einnahme des Psoralens erhöhten Photosensibilität der Haut. Der Patient sollte in dieser Zeit die Sonnenexposition meiden und seine Augen durch UVA-undurchlässige Brillengläser schützen. Die 8-MOP-Dosierung richtet sich nach dem Körpergewicht (0,6 mg/kg Körpergewicht). Entsprechend der Pharmakokinetik von Psoralen, das eine Maximalkonzentration in der Haut 2 Stunden nach oraler Einnahme aufweist, erfolgt die UVA-Bestrahlung zu diesem Zeitpunkt. Anfänglich sollten 4 Behandlungen pro Woche erfolgen. Bei Besserung der klinischen Symptomatik können diese auf 1–2 Behandlungen pro Woche reduziert werden.

Die lokale PUVA-Therapie ist für die Therapie umschriebener Hautveränderungen sinnvoll. Dabei wird das zu behandelnde Hautareal mit einer 0,15%igen 8-MOP-Lösung bepinselt (oder eingecremt) und 30 min später mit UVA bestrahlt. Die initiale Bestrahlungsdosis und ihre Steigerung hängt vom Hauttyp und dem Krankheitsverlauf ab.

Bei der PUVA-Badphotochemotherapie werden die zu behandelnden Hautareale (bei Bedarf auch Vollbad) 15–20 Minuten in einer wäßrigen Lösung mit 0,5-1,0 mg 8-MOP/l Wasser gebadet. Hierfür hat sich das Ansetzen einer alkoholischen 8-MOP-Stammlösung, die dem Badewasser zugegeben wird, bewährt.

8-MOP-Stammlösung

Kristallines 8-Methoxypsoralen	5,0
96% Äthanol	ad 1000.0
M.D.S.	0,5% 8-MOP-Lösung

1000 ml dieser Stammlösung reichen für 30 bis 50 Vollbäder mit einer 8-MOP-Konzentration von 1,0 mg 8-MOP/l Badewasser aus. Die Stammlösung muß zu möglichst heißem Wasser gegeben werden, da ansonsten eine gleichmäßige Wirkstoffverteilung der kristallinen Reinsubstanz nicht gewährleistet ist (Kerscher et al. 1994).

Nach dem ersten Vollbad ist die Bestimmung der minimalen Phototoxizitätsdosis (MPD) sehr wichtig, da die Photosensibilität bei einer PUVA-Badphotochemotherapie deutlich höher als bei einer oralen PUVA-Therapie ist. Die initiale UVA-Dosis (ca. 0,1–0,3 J/cm^2) sollte daher 50% der MPD nicht übersteigen. Steigerungen der UVA-Dosis sollten frühestens nach 72 h durchgeführt werden, eine langsame Steigerung ist zur Vermeidung unerwünschter Reaktionen notwendig.

Die Balneophototherapie beruht auf der Sole-(NaCl)Exposition mit nachfolgender und/oder simultaner UV-Bestrahlung. Zu einer Balneophototherapieeinheit gehören als Grundeinrichtung eine Badewanne, eine Dusche und eine Bestrahlungseinheit. Bei einer Wassertemperatur von 37 °C soll die Badedauer 15 Minuten in einer 27%igen Sole betragen (Streit et al. 1994). Allerdings kann mit dieser wirksamen Konzentration zumeist nicht die Therapie eingeleitet werden, da die hohe Salzkonzentration die Haut irritiert und stark brennt. Vielmehr empfiehlt sich die Behandlung mit niedrigkonzentrierten Solebäden in aufsteigenden Konzentrationen (Röcken et al. 1995).

Für die sogenannte UVA1-Hochdosistherapie sind besondere Lichtquellen erforderlich; die Bestrahlungsdauer beträgt ca. 30 min.

4.3.6 Unerwünschte Wirkungen

Die akute Dermatitis solaris ist die am häufigsten unerwünschte Wirkung der UVB-Therapie. Im Verlauf der UVB-Therapie kommt es zudem zu einer verstärkten Hautpigmentierung, die aber nicht immer als unerwünscht interpretiert wird. Hauttumoren sollen nach wiederholter UVB-Bestrahlung im Bereich des männlichen Genitale vermehrt auftreten. Empfohlen wird daher, die Genitalregion während der Bestrahlung abzudecken.

Die häufigsten akuten Nebenwirkungen der systemischen PUVA-Therapie beruhen auf einer hohen UVA-Dosierung. Erytheme, im Sinne einer Dermatitis solaris, und Pruritus sind beschrieben. Manche Patienten klagen zu Beginn der PUVA-Therapie über Nausea, die auf die Einnahme des 8-MOP zurückzuführen ist. Ein erhöhtes Hautkrebsrisiko, ein chronischer aktinischer Schaden sowie ophthalmologische Veränderungen werden als wichtigste chronische Nebenwirkungen diskutiert. Die Entstehung von Plattenepithelkarzinomen gilt nach dem Vorliegen zweier großer epidemiologischer Studien als gesichert. In diesen Studien wurde die Häufigkeit der Behandlungen und die kumulative UVA-Dosis mit dem Auftreten von Plattenepithelkarzinomen und Basaliomen korreliert. Je höher die kumulative UVA-Dosis ist, desto höher ist die Inzidenz dieser Hauttumoren.

Ein wesentlicher Vorteil der PUVA-Badphotochemotherapie liegt in den fehlenden systemischen Nebenwirkungen, die bei der konventionellen PUVA-Therapie immerhin bei etwa einem Fünftel der Patienten zu beobachten sind. Ein weiterer Vorteil ist, daß keine Kosten für eine PUVA-Brille anfallen, die die Patienten während einer oralen PUVA-Therapie aufgrund des Kataraktrisikos tragen müssen.

Bei der topischen PUVA-Therapie sind phototoxische Reaktionen häufig, die im Gegensatz zur oralen PUVA-Behandlung bereits bei geringer UVA-Überdosierung auftreten können.

Das therapeutische Ansprechen auf die UVA1-Therapie ist nicht bei allen Patienten gleich gut. Neben den sog. Respondern gibt es einen Anteil (etwa 25%) von Nonrespondern, die allenfalls eine geringe Besserung unter der Therapie erfahren. Wegen der hohen UVA-Dosen die für die UVA1-Therapie eingesetzt werden, und aufgrund unzureichender Kenntnisse über potentielle Langzeitnebenwirkungen ist es sinnvoll, die UVA1-Therapie auf die akuten Phasen schwerer, generalisierter Fälle und ihre Durchführung auf wenige universitäre Zentren zu beschränken.

4.3.7 Kontraindikationen

Eine relative Kontraindikation der UVB-Therapie stellt die erhöhte UVB-Empfindlichkeit, wie z. B. beim Hauttyp 1, der nie pigmentiert und immer ein Erythem entwickelt, dar. Bei diesem Hauttyp führen bereits geringe UVB-Dosen zu einem Erythem, so daß therapeutisch wirksame Dosen nicht erreicht werden können. Lichtprovozierbare oder aggravierbare Hauterkrankungen, wie der Lupus erythematodes oder die Porphyria cutanea tarda, sind absolute Kontraindikationen für die UVB-Therapie. Die Kontraindikationen der UVA-/UVB-Therapie entsprechen denen der UVB-Therapie.

Absolute Kontraindikationen der systemischen PUVA-Therapie sind schwere Funktionsstörungen von Leber und Nieren, Hinweise auf Melanome und andere maligne Hauttumoren, aber auch Kinderwunsch, Gravidität und Laktation sowie allergische oder pseudoallergische Reaktionen auf Psoralene. Relative Kontraindikationen der oralen PUVA-Therapie sind Erkrankungen, die durch UV-Bestrahlung ausgelöst oder verschlechtert werden, eine positive Arsenanamnese, simultane Zytostatikatherapie, ausgeprägte Immunsuppression, ein Lebensalter unter 14 Jahren und/oder die geringe Ausdehnung der Erkrankung. Kontraindikationen für die topische PUVA-Therapie gibt es dagegen keine.

Relative Kontraindikationen der Balneophototherapie sind kardiale Erkrankungen und eine bekannte Hypertonie.

4.3.8 Schwangerschaft/Stillperiode

Die UVB- bzw. UVA-Bestrahlung, die kombinierte UVA-/UVB-Therapie und die Balneophototherapie können auch während der Schwangerschaft und Stillperiode durchgeführt werden, dagegen ist die PUVA-Therapie kontraindiziert.

4.3.9 Interaktionen mit anderen Medikamenten

Vor der UV–Behandlung sollten photosensibilisierende Medikamente, z. B. Tetracycline, abgesetzt werden.

4.4 Klimatherapeutisch unterstützte stationäre Heilmaßnahmen

Hauptindikation der klimatherapeutisch unterstützten stationären Heilmaßnahmen sind die Psoriasis vulgaris und das atopische Ekzem. Diese Heilmaßnahmen beinhalten die klinisch-konventionelle Diagnostik und Therapie der Ekzemerkrankungen unter adjuvanter individuell verordneter und ärztlich kontrollierter Applikation von Klimafaktoren. Für diese Form der Therapie sind zwei günstige Klimata bekannt: das Hochgebirge und das Seeklima (Schuh u. Topperzer 1997).

Im Hochgebirge ist die Konzentration der aerogenen Allergene gegenüber dem Flachland geringer. Zudem ist im Hochgebirge die Luft relativ trocken und die UV-Strahlung intensiv. Der gegenüber dem normalen Lebensraum reduzierte Gehalt von Inhalationsallergenen wie z. B. Pollen in der Luft, und den intramural vorkommenden Hausstaubmilben oder Schimmelpilzen, reduziert die Wahrscheinlichkeit einer Ekzemexazerbation. Für den Atopiker sind hohe Temperaturen ungeeignet, da diese über ein vermehrtes Schwitzen den Juckreiz intensivieren. Geeignet ist deshalb die eher kühle und trockene Luft des Hochgebirges. Wird durch die Lufttrokkenheit die Verdunstung des an die Hautoberfläche tretenden Schweißes gefördert, bleibt die Haut auch beim Schwitzen trocken, was wiederum die Rückbildung von Entzündungen und Juckreiz erleichtert.

Durch die in der Höhe verstärkte Sonnen-, d. h. UV-Strahlung, bessert sich das klinische Bild des Pruritus, der Verbrauch von Kortikosteroiden sinkt. Beispielsweise wird im Rahmen der Klimatherapie der Einsatz der natürlichen aktinischen Strahlung beim endogenen Ekzem für diejenigen Tageszeiten verordnet (frühe Morgenstunden/späte Nachmittagsstunden), die reich an langwelligen UV-Strahlen (UVA) sind. Nach ca. dreiwöchiger Klimatherapie sollen subjektiv Schlafstörungen durch den nächtlichen Juckreiz und objektiv die Symptome der Ekzemerkrankung deutlich vermindert sein. Der Wirkungsmechanismus der Klimatherapie auf das atopische Ekzem ist jedoch weitgehend unerforscht. Am wahrscheinlichsten ist eine Kombination immunologischer (allergologischer) und psychischer Faktoren mit UV-Strahlung und symptomatischer Therapie für die Wirksamkeit klimatherapeutischer Maßnahmen verantwortlich.

Eine Klimatherapie des atopischen Ekzems an der See soll nur dann sinnvoll sein, wenn primär Seewind vorhanden ist. Das Klima im Bereich der Nordseeinseln weist aufgrund des Golfstromeinflusses verglichen zum Festlandklima ein beständigeres meteorologisches Verhalten auf. Die überwiegend westliche Windlage mit schadstoffarmer und praktisch allergenfreier Luft minimiert die

Wahrscheinlichkeit der Exazerbation des atopischen Ekzems. Kontinuierliche Messungen von unspezifischen Reizstoffen, wie Staubbelastung, Stickdioxide, Schwefeldioxide und die Konzentration der aerogenen Allergene werden durch eine Außenstelle des Umweltbundesamtes auf z. B. Westerland/Sylt durchgeführt. Auf Amrum wurden z. B. 1988 maximal 40 Birkenpollen und in Essen zur gleichen Zeit 800 Birkenpollen/m^3 Luft gemessen. Zudem sind die Blütezeiten der Vegetation auf den Nordseeinseln zeitlich gegenüber dem Festland verschoben (Buhles 1998). Deshalb können in diesen Regionen nicht nur Ekzemerkrankungen, sondern auch andere Krankheiten des atopischen Formenkreises behandelt werden. Unter dem Gesichtspunkt der Allergenarmut werden in einigen Häusern speziell sanierte Zimmer für Hausstaubmilbenallergiker angeboten. Auf den Nordseeinseln soll die Klimatherapie des atopischen Ekzems bei ca. 90% der betroffenen Patienten Erscheinungsfreiheit bzw. eine wesentliche Besserung erreichen.

Beim Einsatz der thalassotherapeutischen Mittel ist auch die wohltuende Wirkung des Brandungsaerosoles auf chronisch entzündete Haut und Schleimhäute hervorzuheben. Die Salzkonzentrationen = Sole-Konzentration des Nordseewassers beträgt 3–5%. Studien zur Wirksamkeit der Balneophototherapie liegen vor (s. 4.3).

Häufig wird bei Patienten mit atopischem Ekzem nach den ersten Eingewöhnungstagen eine spontane Verschlechterung des Krankheitsbildes mit Reaktion von Kreislauf, Psyche und Vegetativum beobachtet, erst anschließend tritt eine deutliche Besserung auf. Zu den klimatherapeutisch unterstützten stationären Heilmaßnahmen gehört auch die Distanz zu häuslichen oder beruflichen Stressoren. Ziel der klimatherapeutisch unterstützten stationären Heilmaßnahme ist ein möglichst langes symptomfreies Intervall, das nur durch präventive und pflegerische Maßnahmen manifestiert wird. Die positiven Effekte der Klimatherapie sollen noch monatelang nach der Rückkehr auf das Festland nachweisbar sein.

Zur Rehabilitation gehören insbesondere Maßnahmen der „Hilfe zur Selbsthilfe". Ziele sind bessere Motivation des Patienten, Einsicht der Therapiebedürftigkeit und Krankheitsakzeptanz zu erarbeiten. Spezielle individuelle Diäten sind für Nahrungsmittelallergiker geeignet. Diätberater können während des stationären Aufenthaltes theoretische und praktische Lehrveranstaltungen durchführen. Beschäftigungstherapeutische und auch psychotherapeutische Hilfen werden den Patienten angeboten. Speziell bei Patienten, bei denen alle ambulant möglichen Bemühungen in Heimatnähe erfolglos geblieben sind, kann der Ortswechsel in eine „klimatologisch bevorzugte Lage", verbunden mit der Abkopplung von häuslichen und beruflichen Stressoren, auch langfristig erfolgreich sein.

In den Jahren 1991 und 1992 haben vier Rehabilitationskliniken an der Nord- und Ostseeküste anhand von 667 Patienten im Alter zwischen 3 und 65 Jahren eine Bestandsaufnahme bezüglich der Effektivität einer stationären Reha-Maßnahme bei Patienten mit atopischen Ekzem durchgeführt. 93% der Patienten konnten gebessert entlassen werden (Dr. Buhles, Chefarzt der Asklepios Nordseeklinik Westerland/Sylt, persönliche Mitteilung). Derartige Rehabilitationsleistungen werden z. Z. volkswirtschaftlich als „Ressourcenverbrauchende Maßnahmen zum Erhalt der Arbeitsfähigkeit" gewertet und sind damit auch Gegenstand der gesundheitsöknomischen Betrachtung.

Als Nachteile der klimatherapeutischen Maßnahmen sind zu nennen:

- ein längerer stationärer Aufenthalt,
- zwangsläufig auftretende Rezidive, die eine Weiterbehandlung am Wohnort erforderlich machen,
- die Entfernung vom Wohnort, die Familien- und Berufsprobleme mit sich bringen kann.

Deshalb sollten stationäre Maßnahmen nur in ausgewählten Zentren zum Einsatz kommen. Die Einführung klimatherapeutischer Maßnahmen ist eine Besonderheit Deutschlands und der Länder des vormaligen Ostblocks, in anderen Ländern und in den USA spielen sie praktisch keine Rolle.

4.5 Psychosomatische Aspekte

Neben der lokalen bzw. systemischen Therapie sind alle Maßnahmen wichtig, die darauf abzielen, das Verständnis des Patienten für seine meist chronische Erkrankung zu erhöhen. Die psychosomatischen Interaktionen des atopischen Ekzems sind seit langem bekannt und allgemein akzeptiert, und haben zu der Namensgebung „Neurodermitis" geführt. Psychischer und physischer Streß sind als wichtige Auslöser anerkannt und beeinflussen die Haut möglicherweise über die Ausschüttung von Neuropeptiden. Die Modulation immunologischer Funktionen durch neurale Faktoren ist Gegenstand intensiver psychoneuroimmunologischer Forschung. Die psychosomatische Evaluation und Therapie liegt außerhalb des Rahmens dieses Buches, verwiesen sei deshalb auf die Arbeiten von Gieler und Mitarbeitern (Gieler et al. 1995).

Mutter-Kind-Beziehung

So ist die Bedeutung der frühen Mutter-Kind-Beziehung bei Patienten mit atopischen Ekzem immer wieder Gegenstand von Untersuchungen. Die Ergebnisse legen die Vermutung nahe, daß die Interaktionsstörungen zwischen der Mutter und dem ekzemkranken Kind Folgeerscheinungen der Erkrankung sind.

Das genetisch disponierte atopische Ekzem scheint einen zentralen Einfluß auf die Persönlichkeitsentwicklung des Kindes zu haben. Wahrscheinlich erlebt der hautkranke Säugling an seiner Haut zwei gegensätzliche emotionale Reize: Einerseits die liebevolle Zuwendung der Mutter beim Eincremen seiner Haut und andererseits Schmerz- und Juckreiz durch die Ekzemherde. Für den sich kratzenden Säugling ist die Anwesenheit der Bezugsperson (meist die Mutter) eine Erleichterung. Die Abwesenheit der Bezugsperson stellt für das Kind eine Bedrohung dar. Auch in den späteren Lebensjahren wird eine Trennung von einer geliebten Person meist auf die Haut projiziert. Psychosomatische Studien zeigen, daß fast jeder Phase der Zurückweisung, Negierung oder notwendigen Trennung ein Ekzemschub folgt. Psychosomatiker haben dieses psychodynamische Strukturmodell als „allergische Objektbeziehung" herausgearbeitet (Köhnlein 1995).

Eltern-Kind-Beziehung

Der mit dem atopischen Ekzem einhergehende starke Juckreiz beeinträchtigt den Atopiker von frühester Kindheit an und damit auch seinen Schlafrhythmus in erheblichem Maße. Die Eltern, konfrontiert mit dem Anspruch, das kranke Kind optimal zu versorgen, sind häufig überfordert, die Krankheit in den Griff zu bekommen. Meist scheitert der Versuch, das Kratzen und die Hauterscheinungen einzudämmen. Im Einzelfall kommt es zu resignativer Verzweiflung, übertriebener Zuwendung oder Selbstbeschuldigung bis hin zur Aggression der Eltern gegenüber ihrem Kind. Es konnte bisher noch nicht eindeutig geklärt werden, ob diese Veränderungen Ursache oder Folge der Hauterkrankung sind: Einerseits könnte die mangelnde Zuwendung der Eltern die Ursache für das Kratzen und damit für die Aufrechterhaltung der Hauterscheinungen darstellen. Meist intensiviert die Hautkrankheit und das Kratzen die Zuwendung und Aufmerksamkeit der Eltern zu ihrem kranken Kind. Mehrfach wurde in Studien auf die Bedeutung der Aufmerksamkeit der Eltern bei der Chronifizierung des Kratzverhaltens der Kinder hingewiesen. Andererseits können die negativen Kommunikationsstrukturen auch Folge der chronischen Belastung durch die Krankheit des Kindes sein, der die Eltern nicht gewachsen sind. Sicherlich ist in den meisten Familien von einer wechselseitigen Verstärkung beider Faktoren auszugehen.

Das unruhige Verhalten der Kinder, ihre mangelnde Frustrationstoleranz und das hohe Maß an elterlicher Zuwendung überfordern während der ersten Lebensjahre die Familie und später auch Freund- und Partnerschaften der Betroffenen.

Psychosomatische Untersuchungen machen deutlich, daß durch die chronische Krankheit mit Verhaltensveränderungen der Eltern gegenüber ihrem atopisch erkrankten Kind gerechnet werden muß. Diese Verhaltensveränderungen sind im übrigen nicht spezifisch für das atopische Ekzem, sondern können auch bei anderen vergleichbaren Krankheiten im Kindesalter, z. B. Diabetes, Asthma, Krebs, auftreten.

Obwohl immer mehr Kinder vom atopischen Ekzem betroffen sind und obwohl der positive Effekt einer Betreuung oder Beratung bereits beschrieben wurde, wird den Eltern in der Regel wenig Hilfestellung bei der Bewältigung ihrer Probleme angeboten. Meist beschränkt sich die Therapie auf die Anordnung von Pflegeprodukten und Medikamenten zur Unterdrückung des Juckreizes oder auf die Erteilung gutgemeinter Behandlungsratschläge, die oft nach erfolgloser Anwendung eine erneute Enttäuschung hervorrufen. Mit jedem mißglückten Therapieversuch wächst mit der Unsicherheit und Ratlosigkeit der Eltern auch der Ärger über Ärzte und Therapiemethoden. Gleichzeitig stellen diese Mißerfolge für die ohnehin schon gestreßten Familien zusätzliche Belastungen dar. Die Eltern atopischer Kinder müssen vom Arzt über die Vielschichtigkeit der Erkrankung aufgeklärt werden. Damit bedarf gerade das atopische Ekzem eines integrierten Therapiekonzeptes (Przybilla et al. 1994; Ruzicka u. Wüthrich 1997; Abeck et al. 1997).

4.6 Berufswahl

Die Wahl einer geeigneten beruflichen Tätigkeit ist für den Atopiker von entscheidender Bedeutung. Berufe, die Kontakte mit bekannten Irritantien bedingen und/oder mit einer verstärkten Allergenexposition einhergehen, sollten gemieden werden (s. Tabelle 4). Der Umgang mit Detergentien und der häufige Kontakt mit Wasser ist für die atopisch prädisponierte Haut ebenso ungünstig. Es ist von Berufen abzuraten, die durch starke körperliche Anstrengung vermehrtes Schwitzen provozieren und häufig zu Streßsituationen führen.

Ekzemerkrankungen können erst dann vollständig abheilen, wenn die entsprechenden Ursachen und Provokationsfaktoren ausgeschaltet sind und der Haut die Möglichkeit einer vollständigen Regeneration ihrer Barrierefunktion gegeben wird. Die „Ruhigstellung" der ekzematisierten Haut ist aber viel schwerer zu verwirklichen als anzuordnen. Es muß immer bedacht werden, daß auch wenn die Haut äußerlich klinisch erscheinungsfrei ist, sie sich während der postekzematösen Regenerationsphase noch für etwa 4 bis 8 Wochen in einem Zustand unspezifisch erhöhter Irritabilität befindet.

Eine klinisch minimale Hautveränderung i. S. eines Interdigitalraumekzems (s. 1.4.3), die häufig während „hautunfreundlicher Tätigkeiten „entsteht", kann Vorläufer eines manifesten irritativ-toxischen oder allergischen Kontaktekzems sein, das zur Berufsaufgabe zwingen und dann auch zur generellen Beeinträchtigung des alltäglichen Leben werden kann. Die vorübergehende Unterbrechung der Berufsarbeit ist dann oft unvermeidbar. Während dieser „noxenfreien Zeit“ ist die intensive Hautpflege, die die Regeneration der Hautbarriere unterstützen soll, sinnvoll. Auch wenn die ekzematösen Veränderungen abgeklungen sind, bleibt die Irritabilität der Haut und die Bereitschaft zur Sensibilisierung erhalten.

5 Allgemeine Prinzipien

Die adäquate Behandlung des Ekzems setzt voraus, daß der Arzt sich über das Zusammenspiel von mehreren Faktoren bewußt ist. Bei dem atopischen Ekzem sind einerseits die genetisch verankerte Diathese und andererseits die aggravierenden Faktoren, die den klinischen Verlauf der Erkrankung steuern, von Bedeutung. Durch das Zusammenwirken der beiden Komponenten kommt es zur Auslösung und Unterhaltung des atopischen Ekzems. Aber auch das irritativ-toxische Kontaktekzem setzt die Bereitschaft, wie z. B. eine gestörte epidermale Barriere, voraus, auf bestimmte Noxen entsprechend empfindlich zu reagieren. Eine effektive Behandlung des floriden Ekzems beinhaltet neben einer symptomatischen Behandlung auch präventive Maßnahmen und die Ausschaltung aller denkbaren aggravierenden Faktoren.

Kosmetika, Modeschmuck

Die Anwendung von Kosmetika, z. B. Gesichtswässer, Haarspray, Haarkuren, Haarfärbemittel, Lippenstift, Lidschatten, Lidstift, Make-up, Masken, Puder, Tages- und Nachtcremes, Parfums, Peelings, Reinigungsmilch, kann ein bestehendes atopisches Ekzem aggravieren. Atopikerinnen sollten nur speziell entwickelte, möglichst irritations- und allergenarme Kosmetik verwenden (z. B. ROC®, PHAS®, Eye care®, Hydrafnia getönt®, Excipial Pigmentcreme®). Auf Deodorant- und Haarsprays, die auch als Inhalationsallergene oder -irritantien wirken können, sollte möglichst verzichtet werden. Hinzu kommt bei Männern die Frage nach der Verträglichkeit von Rasierschaum, Aftershave und der Rasiermethode selbst. Es sollte aber auch an die Unverträglichkeitsreaktionen des Patienten auf die Kosmetika des Partners (Parfum, Aftershave etc.) gedacht werden.

Patienten, die gegenüber Nickel sensibilisiert sind, dürfen Modeschmuck nicht unmittelbar auf der Haut tragen. Atopiker, bei denen die Barrierefunktion der Haut vermindert ist, sollten ebenfalls vom Kontakt mit potentiellen Allergenen Abstand halten. Bei Frauen korreliert die Inzidenz der Nickelallergie unter anderem mit der Häufigkeit durchstochener Ohrläppchen. Atopische Männer und Frauen sowie Nickelallergiker sollten vor der Durchführung eines „Körperpiercings“ fachgerecht beraten werden.

Nahrungsmittelintoleranzen und Diäten

Mindestens ein Drittel aller Atopiker geben an, daß sie zumindest ein Nahrungsmittel nicht „vertragen“. Von diesen reagieren etwa die Hälfte in einem Allergietest. Bei einem begründeten Verdacht auf eine Allergie gegenüber Ei, Milch und Milchbestandteile, Soja, Fisch, Schalentiere muß auf den Nachweis spezifischer IgE-Antikörper im Serum eine doppelblind durchgeführte orale Exposition folgen, um die klinische Relevanz zu prüfen. Erlauben die Tests keine sichere Aussage, muß auch an pseudoallergische Reaktionen auf Antioxidantien (Butylhydroxyanisol, Butylhydroxytoluol), Farbstoffe (Tartrazin, Erythrosin, Amaranth u. a.), Konservierungsmittel (p-Hydroxybenzoesäure, Sorbinsäure, Benzoate) und andere Nahrungsmittelzusätze (z. B. Glutamat) gedacht werden.

Die Rolle der Nahrungsmittel als auslösender Faktor eines nahrungsmittelsensitiven atopischen Ekzems ist bei Erwachsenen, im Gegensatz zu Säuglingen und Kleinkindern, gering. Am häufigsten geben Atopiker mit Birkenpollenallergie Symptome im Sinne einer allergischen Soforttypreaktion im Bereich des Lippen-Mund-Rachenbereiches nach Genuß von Frischobst, Frischgemüse und Nüssen an (sogenanntes „oral allergy syndrome“). Dabei wird jedoch kein Rezidiv des atopischen Ekzems beobachtet.

Individuell angepaßte diätetische Empfehlungen können hilfreich sein. Auf einschneidende Karenzanweisungen allgemeiner Art sollte jedoch verzichtet werden. Der generelle Rat, bei atopisch prädisponierten Kleinkindern auf Kuhmilch, Schweinefleisch, Schokolade und Zucker gänzlich zu verzichten, kann letztendlich zu einer Fehlernährung und psychischen Konflikten führen. Diätvorschriften (Rotationsdiäten) und Diätfehler können auch zu anaphylaktischen Reaktionen führen. Die tägliche minimale Zufuhr eines allergenen Nahrungsmittels, z. B. Milch in kleinen Mengen, kann nämlich einen gewissen Hyposensibilisierungseffekt ausüben. Entfällt dieser durch strikte Karenz, kann es bei Reexposition zu schwersten allergischen Reaktionen kommen. Schließlich sollte eine Diät für den Betroffenen nie quälender als seine Erkrankung sein.

Problematisch in ihrer Effizienz ist die bei manchen allergischen Kontaktekzemen unter der Annahme einer enteral-hämatogenen Allergenzufuhr versuchte Eliminationsdiät (z. B. nickelarme Diät bei Nickelallergie). Da Nickelsalze natürlicherweise in zahlreichen Nahrungsmitteln vorkommen, sollen nickelallergische Kontaktekzeme durch enteral-hämatogene Reexposition provoziert und unterhalten werden. Darüber hinaus wurde ein Zusammenhang zwischen der Exazerbation des dyshidrosiformen Ekzems, einer gesicherten Nickelallergie und der Aufnahme nickelhaltiger Nahrungsmittel beschrieben. Eine zumindest nickelarme Ernährung soll sich auf den Krankheitsverlauf des dyshidrosiformen Ekzems positiv auswirken.

Auch die Bedeutung des Stillens für das spätere Auftreten eines atopischen Ekzems beim Kind ist kontrovers zu diskutieren, da die Muttermilch einerseits mit Umweltnoxen (Herbizide, Pestizide und Fungizide) belastet sein kann, und andererseits erblich belastete Neugeborene von der Mutter über ca. 6 Monate gestillt werden sollten (Saarinen u. Kajosaan 1995). Dabei ist von der stillenden Mutter zu beachten, daß sie während der Schwangerschaft und der Stillzeit auf potentielle Nahrungsmittel-Allergene und pruritogenen Reize, wie z. B. Alkohol, übermäßigen Genuß von Kaffee, Tee, Nikotin, Colagetränken und scharfen Gewürzen, verzichtet und γ-Linolen-haltige Lebensmittel zu sich nehmen sollte. Elterliches Rauchen ist als Risikofaktor einer Atopie bekannt.

Tier- und Pflanzenkontakte

Bedingt durch die genetische Bereitschaft, gegenüber bestimmten Allergenen spezifische IgE-Antikörper zu bilden, sollte der Atopiker auf behaarte Haustiere (Katzen, Hunde, Kaninchen, Meerschweinchen, Hamster) ganz verzichten. Dagegen ist gegen die Haltung von z. B. Fröschen oder Fischen nichts einzuwenden. Leider werden in bis zu 60% der städtischen Kleinwohnungen insbesondere Katzen gehalten, welche ein besonders starkes Allergisierungspotential besitzen. Diese unbekümmerte Tierhaltung ist ein Co-Faktor für die in den letzten Jahrzehnten festgestellte Zunahme der allergischen Erkrankungen. Auch Heu und Futtermittel für z. B. Meerschweinchen und Hamster können Allergene und/oder irritierende Substanzen enthalten. Obsolet ist eine Hauttestung vor der Anschaffung eines Haustieres, wie sie zum Teil in der Laienpresse empfohlen wird, da sich die Überempfindlichkeit meistens erst nach der Anschaffung eines Haustieres manifestiert. Zahlreiche Zimmer- und Gartenpflanzen sowie Gras, Büsche und Bäume können über aerogene Freisetzung von Pollenstaub oder auch direkten Kontakt zu ekzematösen Reaktionen führen. Wenn auch selten, können Schimmelpilze, die durch Zimmerpflanzen in die Wohnung getragen werden, bei entsprechender Sensibilisierung das atopische Ekzem unterhalten.

6 Handelspräparate

Die im Text abgehandelten bzw. empfohlenen Fertigpräparate sind der Tabelle 27 zu entnehmen. Darüber hinaus sind weitere Fertigpräparate den entsprechenden Tabellen 6–9, 11–17, 19 und 22–26 zu entnehmen.

Tabelle 27. Im Text abgehandelte bzw. empfohlene Handelspräparate

Wirkstoffe	Handelspräparate
Acitretin	Neotigason
Antipruriginosa	
Polidocanol	Optiderm
	Balneum-Hermal-Öl Plus
Capsaicin	Capsamol
Antiseborrhoika	
Ketoconazol	Nizoral, Terzolin
Selendisulfid	Selsun, Selukos
Steinkohlenteerhaltiges Gel	Berniter Gel
Calcipotriol	Psorcutan, Daivonex
Antiseptische Lokaltherapeutika	
Gentamicin	Refobacin
	Sulmycin
Hydroxychinolin	Chinosol
Mupirocin	Turixin
Antihistaminika/nicht sedierend	
Astemizol	Hismanal
Cetirizin	Zyrtec
Fexofenadin	Telfast
Loratadin	Lisino
Mizolastin	Mizollen

Tabelle 27. *Fortsetzung*

Wirkstoffe	Handelspräparate
Antihistaminika/sedierend	
Alimemazin	Repeltin
Clemastin	Tavegil
Dimetinden	Fenistil
Doxylamin	Mereprine
Hydroxyzin	Atarax
Promethazin	Atosil
Triproliden	Actifed
Cromoglicinsäure	cromo von ct
	Colimune
	PENTATOP
Gerbstoffe/natürlich	Hamametum
	Hamamelis
	Hamasana
	Leukona
	Posterine
	Silvapin
	Virgamelis
Gerbstoffe/synthetisch	Tannolact
	Tannosynt
Kortikosteroide/systemisch wirksame	
Betamethason	Celestamine
Methylprednisolon	Urbason, Decortin H
Kortikosteroide/lokal wirksame	
Clobetasolpropionat	Dermoxin
Betamethasondipropionat	Diprosis
	Diprosone
	Diprosalic
Methylprednisolonaceponat	Advantan
Mometason-17-(2-Furoat)	Ecural
Triamcinolonacetonid	Triamcinolon Wolff
	Triamgalen
	TriamCreme/-salbe
	Lichtenstein
Kortikosteroid-Antiseptika-Kombinationen	
Betamethason/Gentamicin	Diprogenta
Triamcinolonacetonid/Neomycin	Volon A
Flupredniden-21-acetat/Miconazolnitrat	Decoderm tri

Tabelle 27. *Fortsetzung*

Wirkstoffe	Handelspräparate
Nicht-steroidale Antiphlogistika	
Bufexamac	Parfenac
Phytotherapeutika	
Cardiospermum halicacabum	Halicar
Solanum dulcamara	Cefabene
	Dolexaderm
Kamillenblütenextrakt	Azulon
	Eukamillat
	Kamillosan
	Kamilloderm
	Kamillencreme
	Matmille
	Perkamillon
Nachtkerzensamenöl systemisch wirksam	Epogam
	Gammacur
	Glandol
	Neobonsen
	Unigamol
Borretschsamenöl systemisch wirksam	Quintesal
Steinkohlenteer	
Fertigpräparate	Basiter
	Berniter Kopfhaut Gel
	Pixfix
	Psorigerb
	Teer-Linola-Fett N
Ammoniumbituminosulfonat	
Fertigpräparate	Ichtholan
	Ichthyol
	Thiobitum
Natriumbituminosulfonat	
Fertigpräparate	Crino Cordes
	Solutio Cordes
	Ichthoderm
	Ichthosin
UV-Blocker	Anthelios 60

7 Literatur

Abeck D, Werfel S, Brockow K, Ring J (1997) Die Behandlung des atopischen Ekzems im Kindesalter. Hautarzt 48:379–383

Ackerman AB, Ragaz A (1982) A plea to explunge the word eczema from the lexicon of dermatology and dermatopathology. Am J Dermatopathol 4:315–326

Adler G, Burg G, Kunze J, Pongratz D, Schinzel A, Spranger J (1996) Leiber. Die klinischen Syndrome. Urban & Schwarzenberg, München Wien Baltimore

Ammon HPT, Kaul R (1992) Kamille, Pharmakologie der Kamille und ihrer Inhaltsstoffe. Dtsch Apoth Z 132:3–26

Bayerl CH, Jung EG (1996) Neurodermitis – präventive und therapeutische Strategien einer Umweltdermatose. Aktuel Dermatol 22:298–305

Berth-Jones J, Finlay AY, Zaki I, Tan B, Goodyear H, Lewis-Jones S, Cork MJ, Bleehen SS, Salek MS, Allen BR, Friedmann P, Harper J, Camp RDR, Smith S, Graham-Brown RAC (1996) Cyclosporine in severe childhood atopic dermatitis: a multicenter study. J Am Acad Dermatol 34:1016–1021

Brüggemann B, Rudolph R (1995) Lokale Therapie der atopischen Dermatitis: Cardiospermum halicacabum und Bufexamac im Vergleich. Haut 6:2818–2822

Buhles N (1992) Klimatherapie in der Dermatologie. Allergiker 2:43–127

Buhles N (1998) Ist Klimatherapie mit gesundheitlichem Umweltschutz vereinbar? Dtsch Derm 46:398–403

Chan TYK, Chan JCN, Tomlinson B, Critchley JAJH (1993) Chinese herbal medicines revisited: a Hong Kong perspective. Lancet 342:1532–1534

Christophers E, Sterry W, Schubert C, Bräuer H (1987) Elementa dermatologica. Bildatlas zur Morphologie und Pathophysiologie der Haut. Cassella Riedel Pharma (Hrsg), Medical Service München

Cooper KD (1994) Atopic dermatitis: Recent trends in pathogenesis and therapy. J Invest Dermatol 102:128–137

De Groot AC (1997) Contact allergy for parfume ingredients in cosmetics and toilet articles. Ned Tijdschr Geneeskd 141:571–574

Desager J-P, Horsmans Y (1995) Pharmacokinetic-pharmacodynamic relationships of H1-antihistamines. Clin Pharmacokinet 28:419–432

Diepgen TL, Fartasch M (1991) Handekzeme, Beruf und atopische Diathese. In: Schuckmann F, Schooper-Jochum S (Hrsg) Berufskrankheiten – Krebserzeugende Arbeitsstoffe – Biological Monitoring. Gentner, Stuttgart, S. 383–387

Diepgen TL, Fartasch M, Hornstein OP (1991) Kriterien zur Beurteilung der atopischen Hautdiathese. Dermatosen 39:79–83

Eberhardt R, Frank-Szentgyörgyi M, Brand A (1995) Phytotherapie: Wirksamkeit und Verträglichkeit einer Dulcamara-Salbe bei Patienten mit chronischem Ekzem. Z Dermatol 181:202–207

Fritsch P (1992) Klinische Erfahrungen mit Methylprednisolonaceponat (MPA) bei ekzematösen Hautveränderungen. J Dermatol Treat 3:17–19

Frohne D (1993) Der Bittersüße Nachtschatten. Portrait einer Arzneipflanze. Z Hautkr 14: 337–342

Frosch PJ, Rustemeyer Th, Schnuch A (1996) Kontaktdermatitis Teil I und Teil II. Hautarzt 47:874–882 und 945–961

Gabard B, Biele E (1991) Measurement of lipid deposition on the skin of the forearm: comparison of different bath oils. J Soc Cosmet Chem 42:299–308

Garbe C, Reimann H, Sander-Bähr C (1996) Rationelle dermatologische Rezeptur. Thieme-Verlag, Stuttgart

Gieler U, Ehlers A, Höhler T, Burkhard G (1990) Die psychosoziale Situation der Patienten mit endogenem Ekzem. Eine clusteranalytische Studie zur Korrelation psychischer Faktoren mit somatischen Befunden. Hautarzt 41:416–423

Gisler R (1997) Prinzipien der Immunantwort. Allergologie 20:319–328

Goerz G (1995) H1- und H2-Blocker: Was gibt es Neues? In: Braun-Falco O, Plewig G, Meurer M (Hrsg) Fortschritte der praktischen Dermatologie und Venerologie. Springer-Verlag, Berlin Heidelberg New York Tokyo, Bd. 13, S. 371–379

Gühring H (1990) Behandlung der Neurodermitis constitutionalis atopica bei Kindern im Hochgebirge. Dtsch Derm 38:614–616

Hagers Handbuch. Drogen A–D (1992) Hänsel R, Keller K, Rimpler H, Schneider G (Hrsg) Chamomilla. Springer-Verlag, Berlin Heidelberg New York Tokyo, Bd. 4, S. 817–823

Hagers Handbuch. Drogen A–D (1992) Hänsel R, Keller K, Rimpler H, Schneider G (Hrsg) Borago. Springer-Verlag, Berlin Heidelberg New York Tokyo, Bd. 4, S. 528–532

Hagers Handbuch. Drogen A–D (1992) Hänsel R, Keller K, Rimpler H, Schneider G (Hrsg) Calendula. Springer-Verlag, Berlin Heidelberg New York Tokyo, Bd. 4, S. 597–615

Hagers Handbuch. Drogen E–O (1993) Hänsel R, Keller K, Rimpler H, Schneider G (Hrsg) Oenothera. Springer-Verlag, Berlin Heidelberg New York Tokyo, Bd. 5, S. 829–936

Hagers Handbuch. Drogen E–O (1993) Hänsel R, Keller K, Rimpler H, Schneider G (Hrsg) Hamamelis. Springer-Verlag, Berlin Heidelberg New York Tokyo, Bd. 5, S. 367–384

Hagers Handbuch. Drogen P–Z (1994) Hänsel R, Keller K, Rimpler H, Schneider G (Hrsg) Solanum dulcamara. Springer-Verlag, Berlin Heidelberg New York Tokyo, Bd. 6, S. 737–742

Hagers Handbuch. Drogen P–Z (1994) Hänsel R, Keller K, Rimpler H, Schneider G (Hrsg) Viola tricolor. Springer-Verlag, Berlin Heidelberg New York Tokyo, Bd. 6, S. 1148–1153

Hagers Handbuch. Drogen P–Z (1994) Hänsel R, Keller K, Rimpler H, Schneider G (Hrsg) Plantago lanceolatum L. Springer-Verlag, Berlin Heidelberg New York Tokyo, Bd. 6, S. 224–227

Hagers Handbuch. Drogen P–Z (1994) Hänsel R, Keller K, Rimpler H, Schneider G (Hrsg) Quercus rubor L. Springer-Verlag, Berlin Heidelberg New York Tokyo, Bd. 6, S. 342–347

Hagers Handbuch. Drogen L–Z (1998) Blaschek W, Hänsel R, Keller K, Reichling J, Rimpler H, Schneider G (Hrsg) Melaleuca L. Springer-Verlag, Berlin Heidelberg New York Tokyo, Bd. 3, S. 181–187

Hanifin JM, Rajka G (1980) Diagnostic features of atopic dermatitis. Acta Derm Venereol (Suppl Stockh) 92:44–47

Hausen BM (1998) Kontaktallergie auf Teebaumöl und Acaridol. Aktuel Dermatol 24:60–62

Hölzer I (1992) Dulcamara-Extrakt bei Neurodermitis und chronischen Ekzemen. Ergebnisse einer klinischen Prüfung. Iatros Dermatologie 6:32–36

Kerscher M, Lehmann P, Plewig G (1994) PUVA-Bad-Therapie. Hautarzt 45:526–528

Kindl G, Raab W (1998) Licht und Haut. Govi-Verlag, Eschborn

Klaschka F (1995) Das Ekzem. Hautkrankheit, Allergiephänomen, Berufsdermatose. BMV, Berlin

Köhnlein T (1995) Entwicklung und Erprobung eines Fragebogens zur psychischen Belastung von Eltern gegenüber ihren Kindern mit atopischer Dermatitis. Dissertation Fachbereich Humanmedizin der Universität Marburg

Korting HC (1995) Dermatotherapie. Springer-Verlag, Berlin Heidelberg New York Tokyo

Korting HC, Kerscher MJ, Schäfer-Korting M (1992) Topical glucocorticoids with improved benefit/risk ratio: Do they exist? J Am Acad Dermatol 27:87–92

Kresken J, Leven W (1998) Dermokosmetika-Liste. Die Zusammensetzung dermopharmazeutischer Produkte. Govi-Verlag

Krutmann J (1996) Phototherapy for atopic dermatitis. Dermatol Therapy 1:24–31

Krutmann J, Czech W, Diepgen T, Niedner R, Kapp A, Schöpf E (1992) High-dose UVA1 therapy in the treatment of patients with atopic dermatitis. J Am Acad Dermatol 26: 225–230

Lübbe D (1997) Atopische Dermatitis. Bemerkungen zur Diagnostik und Therapie. Allergologie 20:591–598

Maughan WZ, Muller SA, Perry HO, Pittelkow MR, OÕBrien PC (1980) Incidence of skin cancers in patients with atopic dermatitis treated with coal tar. J Am Acad Dermatol 3:612–615

Meingassner JG, Fahrngruber H, Bavandi A, Grassberger M (1997) SDZ ASM 981, a novel anti-inflammatory macrolactam, has high topical and systemic activity in animal models of skin inflammation. Australas J Dermatol 38 Suppl 2:287

Meingassner JG, Grassberger M, Fahrngruber H, Moore HD, Schuurman H, Stütz A (1997) A novel anti-inflammatory drug, SDZ ASM 981, for the topical and

oral treatment of skin diseases: in vitro pharmacology. Br J Dermatol 137:568–576
Melnik B, Braun-Falco O (1996) Bedeutung der Ölbäder für die adjuvante Basistherapie entzündlicher Dermatosen mit trockener, barrieregestörter Haut. Hautarzt 47:665–672
Melnik BC, Plewig G (1989) Is the origin of atopic linked to deficient conversion of tty acids to prostaglandin E? J Am Acad Dermatol 21:557–563
Merk HF, Loew D, Lorke D (1990) Topische Anwendung des Steinkohlenteers: Nutzen/Risiko-Abwägung aus klinischer, pharmakologischer und toxikologischer Sicht. Aktuel Dermatol 16:147–151
Michel G, Kemeny L, Homey B, Ruzicka T(1996) FK5O6 in the treatment of inflammatory skin disease: promises and perspectives. Immunol Today 17:116–128
Mrowietz U, Ternowitz T, Wiedow O (1991) Selective inactivation of human neutrophil elastase by synthetic tannin. J Invest Dermatol 97:529–533
Müller KH, Nook Th (1986) Biopharmazeutische Beurteilung von Badeölen. Ärztl Kosmetol 16:122–129
Nachbar F, Korting HC, Plewig G (1993) Zur Bedeutung des positiven Epikutantests auf Lanolin. Dermatosen 41:227–236
Nashan D, Nowok K, Luger Th (1996) Multizenterstudie zur Wirksamkeit und Verträglichkeit des neuen topischen Kortikoids Mometasonfuroat bei entzündlichen Dermatosen. Z Hautkr 71:263–266
Niedner R (1992) Glukokortikosteroide FDM-Tabellen für die Praxis. Fortschr Med 110:328–329
Niedner R, Ziegenmeyer J (1992) Dermatika. Therapeutischer Einsatz, Pharmakologie und Pharmazie. Wissenschaftliche Verlagsgesellschaft mbH Stuttgart
Oestreich W, Stoeter M (1995) Topische Ekzemtherapie mit einem Phytopharmakon. Eine mulitzentrische Studie. Z Hautkr 70:471–473
Peter EG (1963) Überblick über 40 Jahre Gerbstoffbehandlung in der Dermatologie. Z Haut- und Geschlechtskrankh 35:210–216
Plewig G, Jansen T, Schürer NY (1997) Das Stratum corneum. 48:510–521
Przybilla B, Eberlein-König B, Rueff F (1994) Practical management of atopic eczema. Lancet 343:1342–1345
Reichling J, Harkenthal M, Geiss HK, Saller R (1997) Australisches Teebaumöl. ÖAZ 14:652–660
Reinauer S, Goerz G (1996) Juckreiz. Hautarzt 47:229–242
Ring J (1991) Epidemiologie allergologischer Erkrankungen. MMV Medizin, München
Ring J (1996) Zum Wandel des Ekzem-Begriffes: Klassisches versus atopisches Ekzem. Z Hautkr 71:752–756
Röcken M, Kerscher M, Volkenandt M, Plewig G (1995) Balneophototherapie 46:437–450
Roitt IM (1993) Leitfaden der Immunologie. Blackwell Wissenschaft, Berlin
Ruzicka T, Wüthrich B (1997) Das atopische Ekzem. Neue pathophysiologische Konzepte und exogene Provokationsfaktoren. Dtsch Ärztebl 94:1327–1331
Ruzicka T, Wüthrich B (1997) Das integrierte Therapiekonzept des atopischen Ekzems. Implementierung ganzheitlicher und naturheilkundlicher Prinzipien in der universitären Medizin. Dtsch Ärztebl 94:1874–1880

Ruzicka T, Ring J, Przybilla B (1991) Handbook of atopic eczema. Springer-Verlag, Berlin Heidelberg New York Tokyo

Ruzicka T, Assmann T, Homey B (1998) Tacrolimus - the Drug for the Turn of the Millennium? Arch Dermatol: Im Druck

Rycroft RJG, Menn T, Forsch PJ (1995) Textbook of Contact Dermatitis. Springer-Verlag, Berlin Heidelberg New York Tokyo

Saarinen UM, Kajosaan (1995) Breastfeeding as prophylaxis against atopic disease: prospective follow-up study until 17 years old. Lancet 346:1065–1069

Schäfer-Korting M, Korting HC (1992) Ekzeme, Ekzemtherapie heute. Dtsch Apoth Z 132:59–69

Schlehaider UK, Kowalzick L (1996) Calcipotriol-Creme zur Therapie von Psoriasis in Problemlokalisationen und seborrhoischem Ekzem. Aktuel Dermatol 22:345–348

Schnuch A, Geier J (1995) Die häufigsten Kontaktallergene im Jahr 1994. Dermatosen 43:275–278

Schöpf E, Müller JM, Ostermann T (1995) Stellenwert der adjuvanten Basistherapie bei chronisch-rezidivierenden Hauterkrankungen. Hautarzt 46:451–454

Schöpf E, Müller JM, Czech W (1997) Topische Ekzembehandlung. Allerg J 6:86–90

Schürer N, Kresken J (1998) Die trockene Haut. Schriftenreihe der Bayrischen Landesapothekerkammer. Heft 57

Schuh A, Topperzer U (1997) Klimatherapie bei Hautkrankheiten. Münch med Wschr 19:298–300

Schwanitz HJ (1985) Das atopische Palmoplantarekzem. Springer-Verlag Berlin Heidelberg New York Tokyo

Schwanitz HJ, Uter W, Wulfhorst B (Hrsg.) Neue Wege zur Prävention - Paradigma Friseurekzem (1996) Universitätsverlag rasch, Osnabrück

Schwarz B (1995) Phytotherapie bei Erkrankungen der Haut. Pharm Z 140:4131–4132

Sheehan MP, Atherton DJ (1994) A controlled trial of traditional Chinese medical plants in widespread non-exudative atopic eczema. Br J Dermatol 126:179–184

Sheehan MP, Rustin MHA, Atherton DJ (1992) Efficacy of traditional Chinese herbal therapy in adult atopic dermatitis. Lancet 340:13–17

Streit V, Wiedow O, Christophers E (1994) Innovative Balneotherapie mit reduzierten Badevolumina: Folienbäder. Hautarzt 45:140–144

Swoboda M, Meurer J (1991) Therapie von Neurodermitis mit Hamamelis-virginiana-Extrakt in Salbenform. Z Phytother 12:114–117

Täuber U (1994) Pharmakokinetik und Bioaktivierung von MPA. JEADV 3:S23–231

Wallengren J, Klinker M (1995) Successful treatment of notalgia paresthetica with topical capsaicin: vehicle-controlled,double-blind, crossover study. J Am Acad Dermatol 32: 287–289

Wigger W, Elsner P (1997) Fluoreszenz im Wood-Licht. Hautarzt 48:523–527

Willuhn, G (1992) Pflanzliche Dermatika. Eine kritische Übersicht. Dtsch Apoth Z 132:1872–1883

Willuhn, G (1996) Phytopharmaka in der Ekzemtherapie. Dermo Pharmazie 22:4–14

Wormer EJ (1993) Teer-Heilmittel – so alt wie die Menschheit Teil I–III. Hautnah 1:94–100/2:206–219/3:292–298

Van Leent EJM, Gräber M, Thurston M, Wagenaar A, Spuls Phl, Bos JD (1997) Topical treatment with the macrolactam SDZ ASM 981 is effective in atopic dermatitis. Australas J Dermatol 38 Suppl 2:234

Yanai K, Ryu JH, Watanabe T, Iwata R, Ido T, Sawai Y, Ito K, Itoh M (1995) Histamine H1 receptor occupancy in human brains after single oral doses of histamine H1 antagonists measured by positron emission tomography. Br J Dermatol 116:1649–1655